図説 しあわせヨーガ

健やかに美しく齢を重ねるために

角田照子

YOGA

めるくまーる

ヨーガをご一緒に

私がヨーガを始めたのは四十五歳です。

四十七歳の時、日本ヨーガの祖師佐保田鶴治先生との運命的な出会いから先生の提唱なさる「ヨーガ禅」に深く魅了され、吸い込まれるようにヨーガの道へ入ってゆきました。そうして気がつくと、ヨーガのおすすめをしていつしか八十八歳を超えていました。私と一緒にヨーガを続けてくださるクラスの皆さんも平均年齢が七十五歳を超えましたが、明るく元気です。私にとって皆さんとヨーガを行う時の充実感と喜びは何ものにも代え難く、これからを生きてゆく心と体の支えとなっています。

今、団塊の世代が次々と高齢者の仲間入りをし、日本は四人に一人が高齢者という社会になっています。そんな折り、テレビなどでお年寄りの淋しい姿を映し出すことがあります。このような映像を見ていると不安を感じ、暗い気持ちになってきます。ですが、ヨーガのクラスの皆さんはプロポーションもよく元気です。私は三十歳半ばの頃大怪我をし、体をこわしましたが、ヨーガで根気よくゆがみを整え、毎日元気でヨーガのおすすめをしています。ですからヨーガをしてゆけば老年期は暗いものではありません。夕焼けの美しい静かなやすらぎが待っています。ここまで生きてこないともったいないです。

高齢になると若い頃と違って欲望も少なくなり、長い人生の経験に裏打ちされた生活の知恵も蓄積されます。ものごとの判断もつき、心が明るくおだやかでやさしく、生きてゆく元気、信念ができ、そんなに楽しいことがあるわけではないのに生きていることが何となく嬉しく「ありがたいなぁ」という思いが自然と湧いてきます。そして一人になっても孤独の淋しさに耐え、不幸を不幸と思わない心の構造ができてくるのです。

それはヨーガ行法の中にある「体位法」「調気法」「瞑想」の三つの要素を三位一体として行うことから、体も健康になり、心のあり方が変わってくるからなのです。

誰でも心の奥に神さま、仏さまの分身を宿しています。ですから自分をつまらない人間と粗末にはできないのです。

そのありようを表現した美しいことばが古代インドの文献にあります。

全てのもののなかに神が潜む
神は鉱物のなかで眠り
植物のなかで夢をみ
動物のなかで目覚め
人間のなかで自らの姿を顕さんとしている

（前田行貴 訳）

ヨーガ行法を続けてゆくことによって「人間のなかで自らの姿を顕さんとしている」神の心、仏ごころを少しでも自己実現してゆくことが「ヨーガの道」です。

それには「四原則」を心において毎日少しずつでよいからヨーガを生涯つづけてゆくことです。佐保田鶴治先生の創られた「簡易体操」でよいのです。

お年寄りが子ども達や、社会や、人の世話にならず、自分のことは自分で行い元気でいることで、家の中が明るく、社会も明るくなります。

私はもっともっと多くの人にヨーガをおすすめし、みなさんと一緒にヨーガをやりながら「しあわせへの道」を歩いてゆきたいのです。

ヨーガのおすすめは私に与えられた使命と思っています。

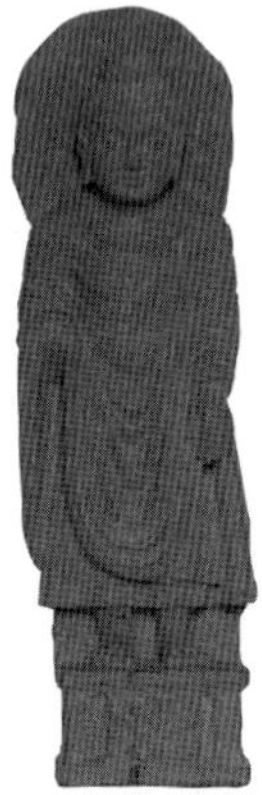

目次

ヨーガをご一緒に　2

第1章　ヨーガとは

ヨーガのすすめ　12
ヨーガの三要素　12
ヨーガの四原則　14
ヨーガの心得　16
ヨーガの準備　18
ヨーガの効用　19
森忠幸のヨーガの基礎知識❶　ヨーガの起源　21

第2章　ヨーガ準備編

柔軟体操　24
01 正坐（金剛坐）　25
02 腕の動かし　26
03 肩関節の動かし　28
04 背骨の反りとわん曲　32
05 首まわし　34
06 体側の伸ばし　36
07 猫の体位　38

第3章　ヨーガ入門編

簡易体操　42
08　基本体位　43
09　上体を前に伸ばす体操　44
10　上体を左右にねじる体操　45
11　脇を開く体操　46
12　上体を後ろに伸ばす体操　48
基本体操　50
足の基本体操　50
13　山の体位（直立の体位）　51
14　踵を上げる体操　52
15　つま先を上げる体操　53
16　足の裏の内側を床に立てる体操　54
17　足の裏の外側を床から離す体操　55
18　踵を上げ、膝を開く体操　56
19　つま先を開く体操　57
20　踵を開く体操　58
21　腰をおろしてゆく体操　59
22　腰を上下させる体操　60
手の基本体操　61
23　手の甲で合掌する体操　62
24　肩甲骨をよせる体操　65
25　肘を前後に回転させる体操　68
26　組んだ手をうなじにあてて胸を開く体操　70
森忠幸のヨーガの基礎知識❷　アーサナとは　74

第4章　ヨーガ実践編

体位法（アーサナ）　78
体位法（アーサナ）について　78
完全弛緩の体位　81
27　部分部分をゆるめてゆく方法　82
28　意識して全身を緊張させ、ゆるめる方法　84
前屈の体位　86
前屈の体位の全般的な効果　87
29　背中を伸ばす体位　88
30　立って背中を伸ばす体位　90

31 仰向けで背中を伸ばす体位１　91
32 仰向けで背中を伸ばす体位２　92
33 鷺の体位　93
34 合蹠の体位　95
35 頭を膝につける体位　97
36 開脚前屈の体位　99
反りの体位　102
反りの体位の全般的な効果　103
37 やさしい反る体位　104
38 らくだの体位　106
39 コブラの体位　109
40 片脚を上げるバッタの体位　111
41 両脚を揃えて上げるバッタの体位　113
42 弓の体位　114
43 魚の体位　116
44 猿王の体位　118
ねじりの体位　120
ねじりの体位の全般的な効果　120
45 やさしいねじり　122
46 三角のねじりの体位　123
47 片脚を上げて行うワニの体位　125
48 両脚を揃えて行うワニの体位の変化形　127
体側を伸ばす体位　128
体側を伸ばす体位の全般的な効果　128
49 体側を伸ばすやさしい体位　129
50 三日月の体位　130
51 三角の体位　132
倒立系の体位　133
52 逆転の体位　135
53 鋤の体位　138
54 肩立ちの体位　140
55 頭立ちの体位　142
バランスの体位　146
バランスの体位の全般的な効果　146
56 立ち木の体位　148
57 壮美な体位　150
58 舟の体位　152
その他の体位　153

59 ライオンの体位 153
60 太陽礼拝 156
チャクラについて 160

第5章 ヨーガ上級編

坐法 164
61 金剛坐 166
62 達人坐 167
63 蓮華坐 168
バンダとムドラー 170
バンダ 170
64 ムーラ・バンダ 171
65 ジャーランダラ・バンダ 173
66 ウッディヤーナ・バンダ 175
ムドラー 178
67 マハー・ムドラー 180
68 ヴィパリータ・カラニー・ムドラー 181
調気法 182
プラーナとは 182
呼吸と心のかかわり 183
調気法の実習 183
調気法を行う時の心得 184
69 完全呼吸法（基本呼吸法） 186
70 スクハ・プールヴァカ調気法 189
71 ウジャーイ調気法 192
72 カパーラ・バーティ浄化法 194
73 バストリカー調気法 197
プラーナーヤーマに感謝 200
森忠幸のヨーガの基礎知識❸ ヨーガの瞑想と実修 201
ヨーガと食生活 206
対談 森忠幸×角田照子 「ヨーガとともに四十年」 210
佐保田鶴治先生との対話 238
うつくしい体位 244
あとがき 248
参考文献 252

第1章　ヨーガとは

ヨーガのすすめ

ヨーガは健康で長生きするための行法です。若くて元気な人でないとできないとか、難しいアクロバット的な体操をすることではないのです。

ヨーガは高齢者でも体の不自由な人でもできるのです。やさしい体操を無理しないでやればいいのです。お年寄りはお年寄りらしく、ぶざまな格好でいいから続けてゆくうちに、少しずつ慣れて体が柔らかく動いてゆくようになります。

毎日続けていると体の動きがよくなり、血色もよく、体が締まって格好よくなり、病気をしなくなります。体が元気になると心も明るくなって生きていることが楽しくなります。そうなると人にも、あらゆる生き物や植物にも、やさしい気持ちが自然に湧いてきて、感情が豊かで愛情深くなります。

このように素晴らしいヨーガですが、行う時は「三要素」と「四原則」を大切にしなければなりません。ここが他の体操と大きく違うところです。

ヨーガの三要素

ヨーガは「調身」「調息」「調心」の三要素から成り立っています。

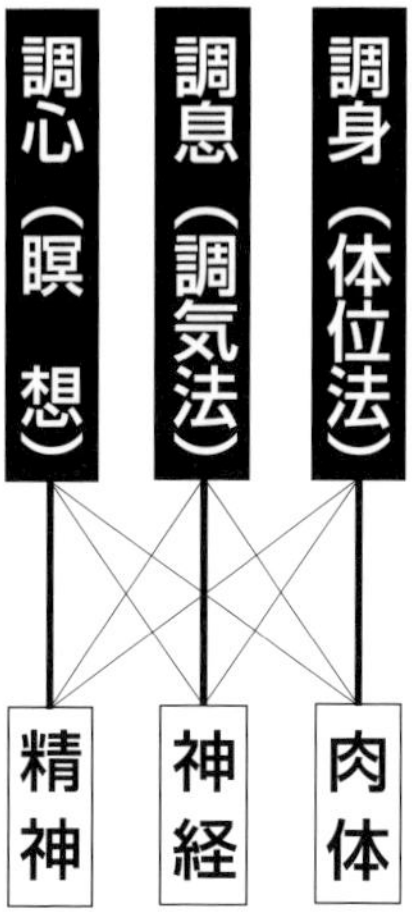

この三つは切り離すことはできません。この三つがそれぞれよい状態で働き、三拍子揃って調和された時、心身の幸福が得られるのです。

調身（体位法）は、直接には肉体の操作ですが、体位法の中には調気法と瞑想の要素が含まれていて、体を調えてゆくうちに、いつしか調気法と瞑想の準備がなされ、自然に調気法や瞑想に入りやすくなっていきます。

調息（調気法）は、直接には神経とのつながりがありますが、間接的には体位法と瞑想の要素が含まれています。

調心（瞑想）は、精神と直接につながっていますが、その中には体位法と調気法の要素が入っているのです。

三つの要素は、それぞれ関係を保ちながら行法の中で浸透しあい、「三位一体」となって融合してゆくのです。そこから健康な体、おだやかな心、確固たる不動の信念が生まれてくるのです。

ヨーガは単なる健康体操ではなく、充実した人生を生きてゆくための大変よい行法であり、しあわせへの道なのです。

ヨーガの四原則

日本におけるヨーガの偉大な先達者、佐保田鶴治先生は、その深い学識と智慧、自らの行法実践の中から、老若男女どなたでもできるヨーガ行法のやり方を示されました。

その中で、最も大切なこととして、ヨーガの四原則が掲げられています。

ヨーガを始めるにあたって一番大切なことは、四原則を守って行うことです。どんな体操でも四原則をつけて行うとヨーガになります。形だけ似ていても、やり方が四原則から外れていてはヨーガではありません。四原則を守って行わないと、期待する効果を得ることはできないのです。

1　**動作はできる限りゆっくりなめらかに行うこと**

体をゆっくり動かすので、動きに体はどのように反応し、刺激はどこへどのように入ってゆくのか、自分の体の伸びや深まりの限界はどれくらいかがわかります。反動をつけず、ゆっくりした動きの方が体を痛めず、むしろ効果は大きいのです。

2　**動作と呼吸のつながりを心得て、両者がバラバラにならないこと**

ひとつひとつの動きに呼吸をともなわせて体を動かしてゆくので、呼吸の浅い人は動作が早くなり、呼吸が深くなった人は動作がゆっくりとなります。ヨーガはこのようにマイペースで行います。また、呼吸を通して自律神経に働きかけることで、自律神経が調和しトーン・アップします。

3 いつも意識を体の一部、あるいは体全体に向けて行い、うわのそらで行わないこと

ひとつのポーズができたら、それを保持します。その時はほかのことを考えずに、体の内面へ心を向け、体と対話してください。自分の体を観察してください。

ヨーガの体位には「コブラの体位」「猫の体位」などポーズを象徴する名がついています。心を集中してイメージを描き、ポーズを行ってください。

4 緊張と弛緩の調和、または交替の配慮が大切

ヨーガは特にゆるめることが大切で、緊張はゆるめるための手段です。緊張の部位がゆるむことでヨーガの体位が深まり、血液の循環がよくなり、ゆるめている時にこそ、よい効果をとりこんでいるのです。ゆるめることを忘れずに、気持ちのよいヨーガをおやりください。

ヨーガの心得

1 ヨーガは「四原則」を大切にして行います。四原則をはずしてしまうとヨーガではなくなり、期待した効果は得られません。四原則を守って行えば、高齢者でも体の不自由な人でもできます。

2 ヨーガはスポーツや武道のように技や記録を競い合うものではありません。力を入れたり、号令をかけたり、音楽に合わせたり、そんなふうには行いません。ヨーガは健康で長生きをするための行法です。

3 ひとつのポーズができたらそのポーズを保持します。この時、体と心が対話します。もの言わぬ体はいろいろなことを訴えてきます。その体の声を聞いてください。体とのつき合い方が上手になり、集中力もついてきます。ヨーガを行う時は、テレビをつけたり、音楽をかけたり、人と話をしながら行いません。

4 動きに呼吸をともなわせることで、呼吸が体の動きをいざなってくれます。筋肉、じん帯を伸ばす時は吐く息で行います。吐く息は副交感神経に働きかけ、関節、じん帯、筋肉がゆるみ、心がリラックスへと入っていきます。前屈系の体位は吐く息がやりやすいです。上体をおこす時、腕、脚を上げる時は吸う息で行います。吸う息は交感神経に働きかけます。反る体位は吸う息がやりやすいです。

5 痛みには心地のよい痛みといやな痛みがあります。ヨーガをしていて痛みを感じた時は、普段使わない筋肉を動かしたために痛むのか、それともその部位にいやな症状があって痛むのかを体に聞いてみましょう。いやな痛みを感じた時はやめてください。

6 ヨーガは、道具を使ったり、人に助けてもらったりして行いません。体の動きに心を向け、体に聞きながら、マイペースでおやりください。

7 ヨーガが終ったあとは、体が軽く、すっきりとして心地のよいものです。終えたあとに疲れが残るのは、やりすぎか、正しいやり方をしていないからです。その時は指導者に聞いてみましょう。初心者、高齢者は、はじめはもの足りないくらいがよいのです。慣れてきたら少しずつ数を増やし、深めていくようにします。

8 一番むずかしいのは毎日行うことです。「気まぐれヨーガ」「たまたまヨーガ」ではなく、「日頃のヨーガ」にしてください。毎日続けることで健康感が高まってくると、心も前向きとなり、ヨーガが生きていく支えとなって、一生続いていきます。

ヨーガの準備

1 空気のきれいな静かな所が適しています。夜明け前は宇宙のエネルギーが満ちています。調気法などはこの時間が理想的です。早朝ヨーガを行うことで、その日一日が爽やかにスタートします。

2 服装は体をしめつけないゆったりしたものを着用します。コルセット、ブラジャーはつけないで行うと気持ちよくできます。靴、靴下はぬぎ、時計、ネックレス、イヤリングははずします。香水はつけないようにします。

3 やや空腹気味の方が体によく、やりやすいです。食後は三時間以上たってから行います。

4 入浴はヨーガの前後三十分は控えてください。冬の寒い乾燥期に、お風呂で調気法や体位法はしないでください。

5 病後は医師と相談して始めてください。手術をした時は内臓の癒着の心配がありますので、術後六か月間は控えてください。

6 妊娠中は、お腹の中の赤ちゃんを気づかい、腰を折りたたむ前屈の体位や、きついねじりなど、無理な圧迫を入れることはしないでください。骨盤を広げる体位や開脚の体位、脚のむくみをとる足の基本体操が役に立ちます。生理中は、子宮に圧迫を入れると充血がおきるので注意してください。

ヨーガの効用

1 骨格のゆがみを治し、体のバランスを整え、健康で美しいプロポーションを高齢になっても持ち続けることができます。骨格でゆがみやすいのは、頸椎と腰椎、そして骨盤です。ゆがみには、生まれながらのゆがみ、怪我によるゆがみ、生活習慣からくるゆがみがあります。このゆがみがひどくなると、血流や神経を圧迫し、痛みが生じます。特に神経を圧迫しておきる痛みはつらいものです。また、内臓神経に異常が生じ、内臓の働きを悪くして健康がそこなわれていきます。ゆがみから体のバランスがとれず、それがもとで転倒、骨折、寝たきりとなっては困ります。さらに、老化現象による猫背、腰の曲がり、O脚にならないように注意しましょう。ヨーガを正確に行い、ゆがみを作らず、むしろゆがみを矯正し、美しいプロポーションを保ち続けていってください。

2 自律神経を調和させ、トーン・アップします。自律神経は交感神経と副交感神経の二種類があって、二つの神経がかわるがわる興奮します。このバランスがくずれると心身の変調をきたします。女性の更年期障害は、ホルモン（エストロゲン）の減少から生じるもので、自律神経失調症（状）がその一例です。自律神経は、呼吸、血液の循環、内臓の働き、ホルモン、酵素の分泌、リンパ液の循環という生命の根幹を司っています。この自律神経に、呼吸をともなわせて行う体位法や調気法によって、よい刺激を与え、トーン・アップできるのがヨーガのすぐれたところです。

3 体が柔軟でしなやかになります。四原則を大切にして行うことで、骨格がしっかりとし、筋肉が伸び、体の固さやこわばりがほぐれ、しなやかになります。筋肉隆々ではありません。やわらかくのびのびとした、しなやかな体形の人は、身のこなしが優雅で美しいです。

4 心身の内面への気づきと精神集中が深まります。ヨーガは、うわのそらで行いません。一つのポーズを作り、そのポーズを保持し、体の内面へ心を向けます。気づきを大切にしながらポーズを持続していると、目では見ることのできない体の奥へと意識が入ってゆきます。私のクラスでは、自分で乳癌の小さいしこりに気づき、早期治療をした方が三人います。未病の段階で異常に気づき、大事にならずに済ませることができるのです。意識を集中して行法を行うことから、心の奥深くへと意識が入ってゆき、潜在意識、深層意識へと浸透していって、自分の心の根元がわかるようになります。自分の心の在り方がわかることから、体と心のコントロールがおのずとできるようになります。

5 健康で長生き、しあわせな人生をおくることができます。毎日ヨーガを行うのはむずかしいことですが、徐々にライフスタイルにまでもってゆくようになると、体は健康となり、心がおだやかになり、物事の道理がわかり、正しい判断ができるようになります。老年期になるにつれ、今、生きていることがありがたく、あらゆるものに対して、やさしい、いとおしい気持ちが湧いてきます。ヨーガを長く続けていると、心と体の在り方が変わってくるのです。それがヨーガのよいところです。

森忠幸のヨーガの基礎知識❶　ヨーガの起源

ヨーガは古代インドで生まれました。その歴史は古く、紀元前四世紀頃の教典『カタ・ウパニシャッド』には「五つの知覚器官が意とともに静止し、覚もまた動かなくなったとき、人々はこれを至上の境地だという。かように諸々の心理器官をかたく執持することを人々はヨーガと見なしている」と記しています。

紀元前四世紀にこれほど明確にヨーガが定義されていますから、ヨーガ行法はそれ以前から行われていたと思われます。お釈迦さんが悟りを開く前に二人の行者をたずねて瞑想行法を学んだことは知られていますが、お釈迦さんが生きていた年代は紀元前六世紀から四世紀にかけてといわれていますから、その頃には瞑想坐法があったことは間違いないでしょう。

ヨーガの行法はもっと古いかもしれません。インダス文明が栄えた紀元前二千年から千五百年頃の遺跡から、ヨーガ坐法と思われる彫像が発掘されています。その後、アーリヤ人がインドに侵入してバラモン教を広め、インダス文明とアーリヤ人との関係は充分に解明されていませんが、インダス文明の遺跡から発掘されて今に続いているといわれているシヴァ・リンガ信仰とともに、ヨーガが四～五千年前に始まった可能性が強い、という説もあります。

では、ヨーガの語源は何でしょうか。これは、「馬を馬車につける」という意味の動詞「ユジ」から生まれた言葉です。

つまり、ヨーガという行法の本質は、『カタ・ウパニシャッド』にあるように、心の本体であるとりとめのない動きをしっかりと抑えつけて動かないようにすることだとしているわけです。そこでは「アートマンを車主と知れ。肉体を車、覚を御者、意を手綱と心得よ。賢者たちは、もろもろの知覚器官を馬とよび、諸知覚に対応する諸対象を道路とよんでいる」とヨーガの心理作業を説明するのにこのような比喩を使っていますが、ヨーガの心理作業は知覚器官を抑えつけるだけでなく、心理作用までも静止させてしまおう、無くしてしまおうとしていますから、ヨーガのねらいは、結局のところは心のはたらきを無くしてしまおうというところにあるのです。

現在、ヨーガといえば「健康」「美容」とむすびつけている方も少なくありません。もちろん、健全で調和のとれた肉体づくり、精神づくりも必要でしょうが、ヨーガの根本教典はその目的を、宇宙の真理をつかむこと、不動不変のいのちに目覚めるところにおいていますから、『ヨーガ・スートラ』の「ヨーガとは心の作用を止滅すること」という定義を、今一度かみしめてみるべきでしょう。

第2章　ヨーガ準備編

柔軟体操

やさしく気持ちのよい柔軟体操をやりましょう。

ヨーガを始めたいけれど何となく不安な方、初心者、高齢者の方たちに、安心してヨーガに親しんでいただくために作った動きです。「簡易体操」・「基本体操」・「体位法」（アーサナ）へ入ってゆく準備として、また、根をつめた仕事のあとの体と心のリラクゼーションとして行うのもよいでしょう。ヨーガの四原則を心において、無理せず体にききながらおやりください。動きに吸う息・吐く息をつけて行うことで、呼吸が動きをいざなってゆきます。やさしい動きから始めて深めていきましょう。

まず、日本流の正坐をします。このすわり方は、インドで、「金剛坐」（ヴァジュラ・アーサナ）（番号61）という名の坐法です。また、簡易体操の「基本体位」（番号08）とも同じです。

01 正坐（金剛坐《こんごうざ》）（ヴァジュラ・アーサナ）

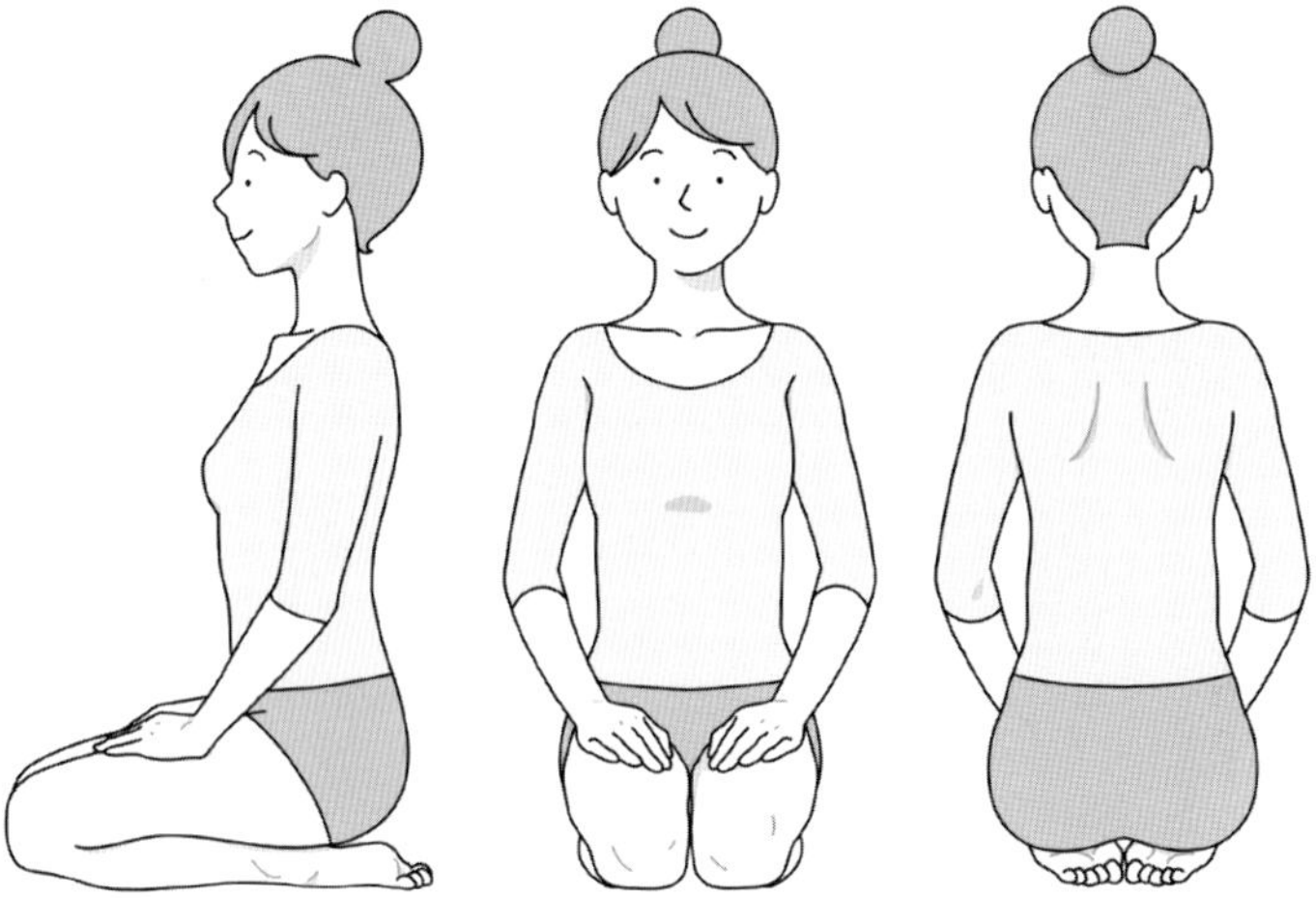

① 両膝を揃えます。足は親指をふれ合うようにし、重ねません。お尻を足裏にどっしりとおろし、腰を立てます。背骨をまっすぐに伸ばし、顎を引きます。顎を引くことで頸椎が伸び、それが胸椎に伝わり背骨が立ちます。腹がしまり、胸郭《きょうかく》が広がります。両手は肩に力の入らないところで膝の上におきます。坐は安定していて快適であることが大切です。呼吸を整えてゆくにつれて心が静かになります。

02 腕の動かし

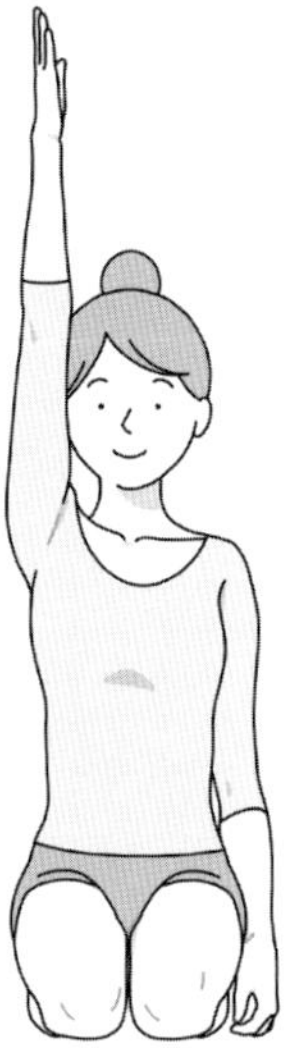

① 吸う息で右腕を耳に沿わせてゆっくり真上に伸ばし、吐く息でさらに上へとよく伸ばします。

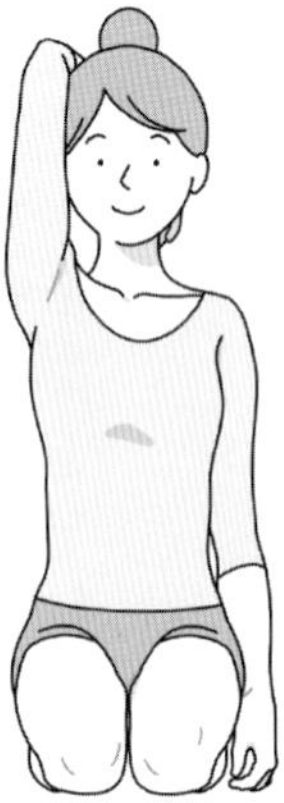

② 腕を耳から離さないようにして、肘を折ります。

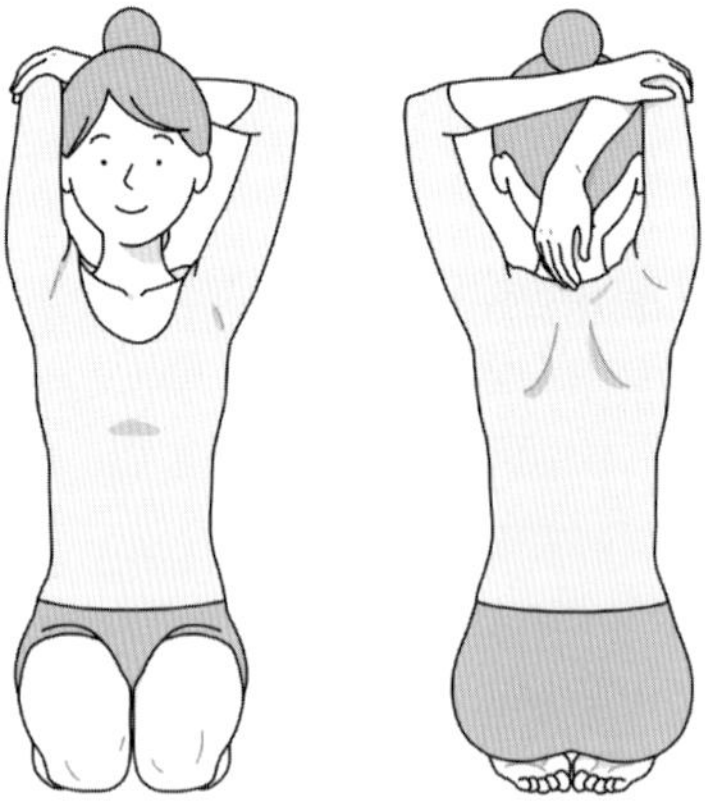

③ 背骨をまっすぐに立て、顔を正面に向け、肘は真上に向けたまま､左の手の平を右肘の上にのせます。吸う息で左手で右肘をそっと上へ引きあげ、普通呼吸をしながら右脇から腕の付け根のくぼみの部位をよく伸ばします。

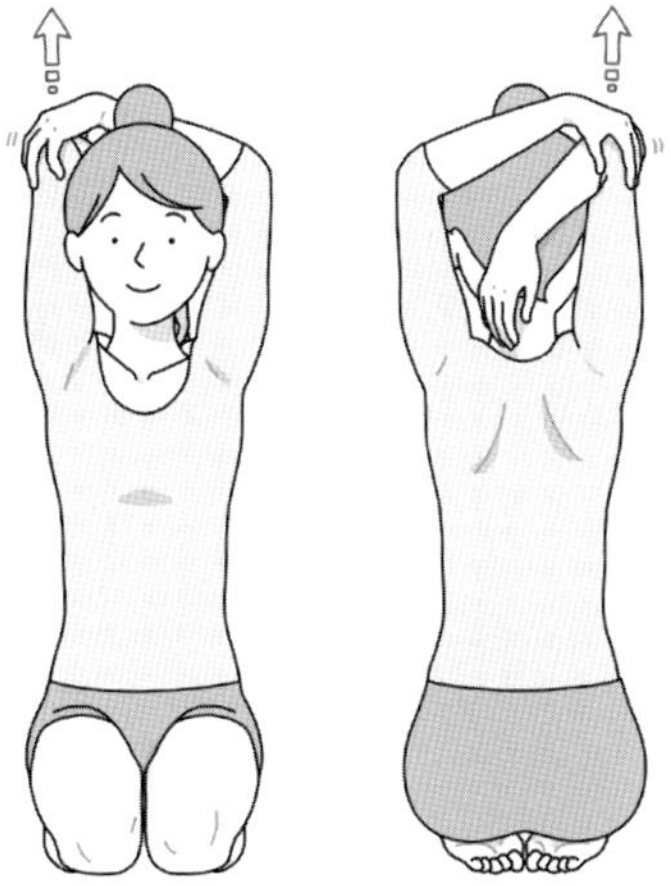

④次にゆとりがあったら、体に聞きながら少し深めてみましょう。ここからはマイペースです。
吸う息で左手で右肘をもち上げ、吐く息で右肘をそっと真後ろへ引いていきます。

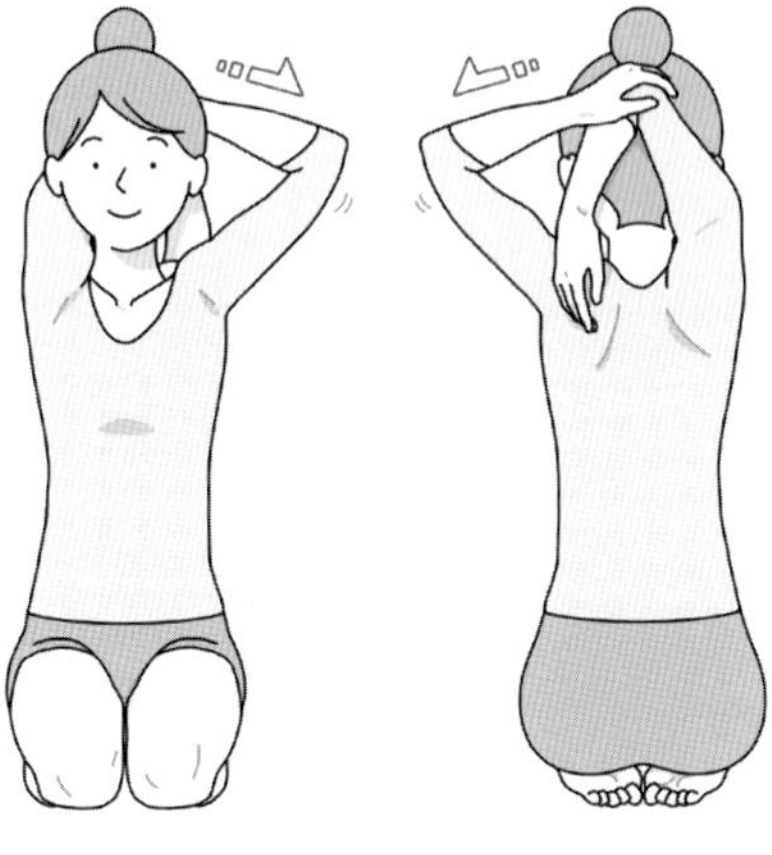

⑤保持していて、ここからさらにゆとりがあって深めたい時は、まず息を吸い、吐く息で左手で右肘を頭の後ろから左肩の方へと引き伸ばします。
普通呼吸をしながら持続します。顔は下に向けずに背骨は立てておやりください。

⑥両腕をそっとおろし、腕、肩、体をよくゆるめます。肩、腕の緊張が遠のき、血液の循環がよくなり、よい効果をこの時にとり込んでいるのです。ゆるめる間を大切にしてください。

⑦左腕も同様に行います。

03 肩関節の動かし

① 両肩を吸う息で前へ
出します。

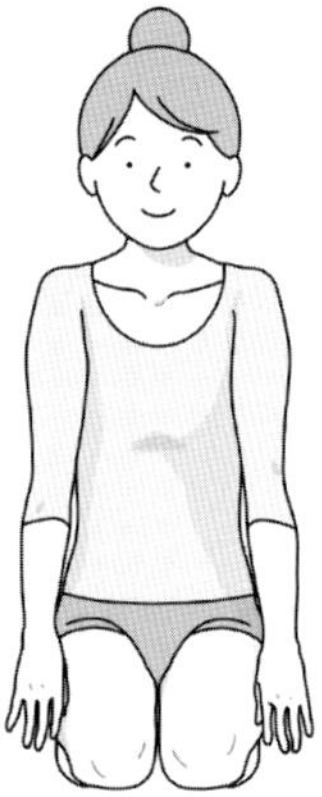

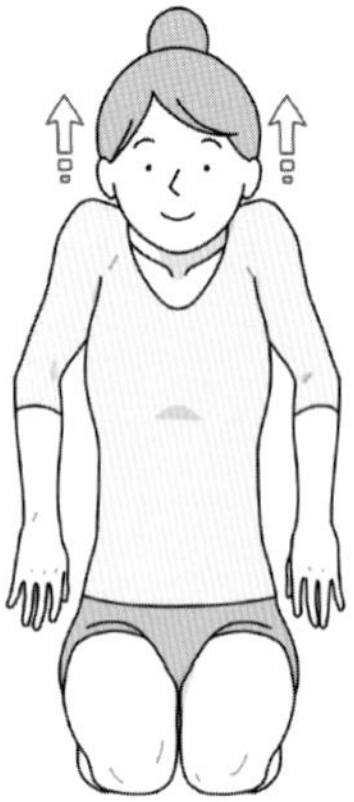

② 次に両肩を上へあげます。

③ 吐く息で胸郭を広げ、肩甲骨を背骨の方へ両側から寄せ、下へとゆっくりおろします。

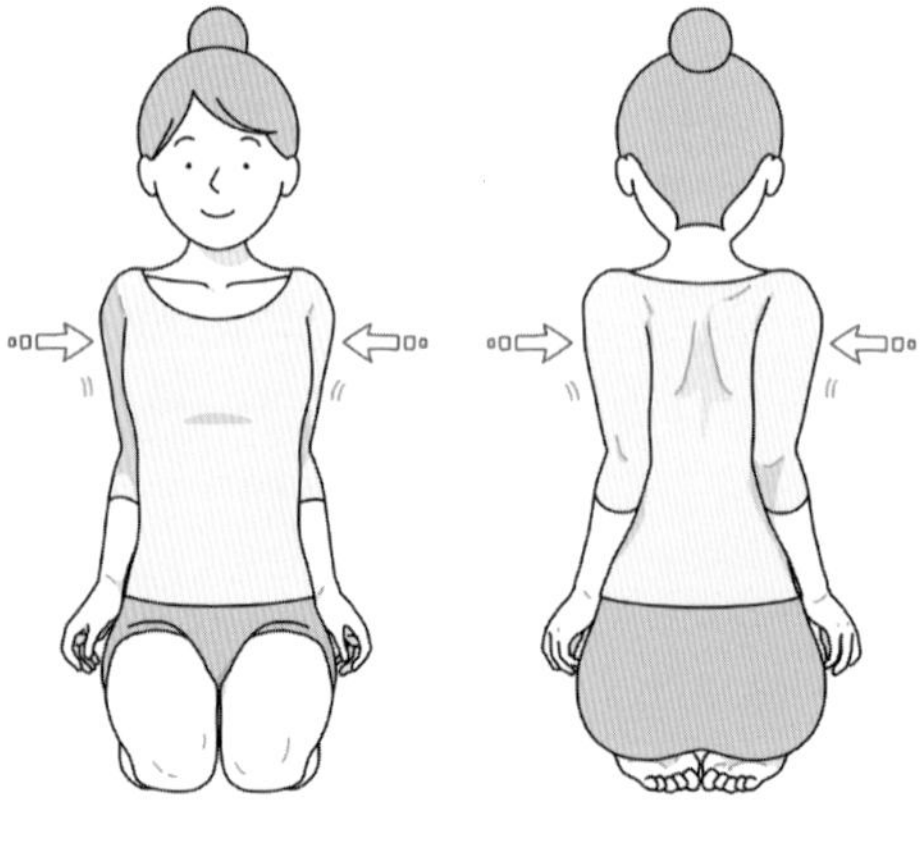

④ 次に吸う息で両肩を後ろへ引き胸郭を広げ、両肩を後ろから上へあげ、吐く息で両肩を前へ出しておろします。

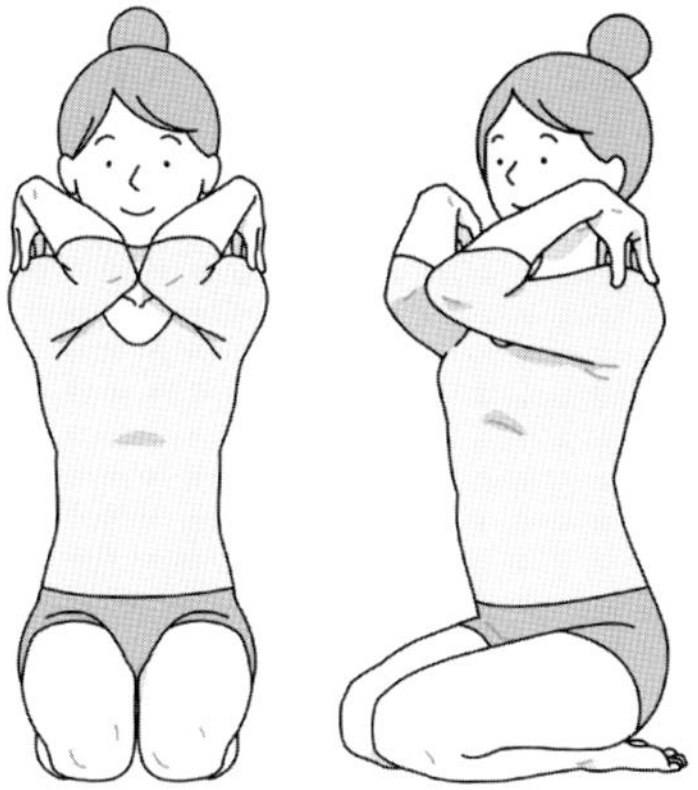

⑤ 両手の指先を肩におき、両肘を前で揃えます。

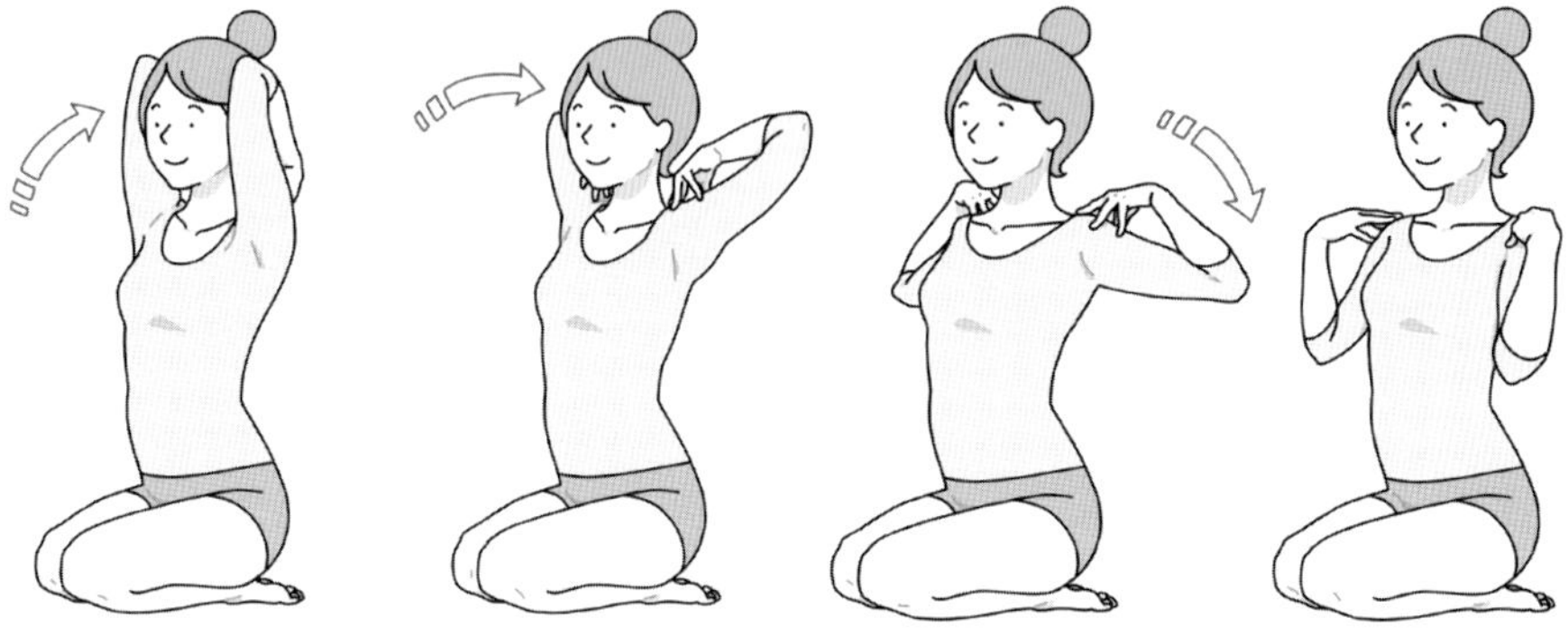

⑥ 吸う息で両肘を前から上にあげ、吐く息で胸郭を広げながら後ろからゆっくりおろします。

⑦ 両肘を前で揃え、もう1回くり返します。

次ページへつづく

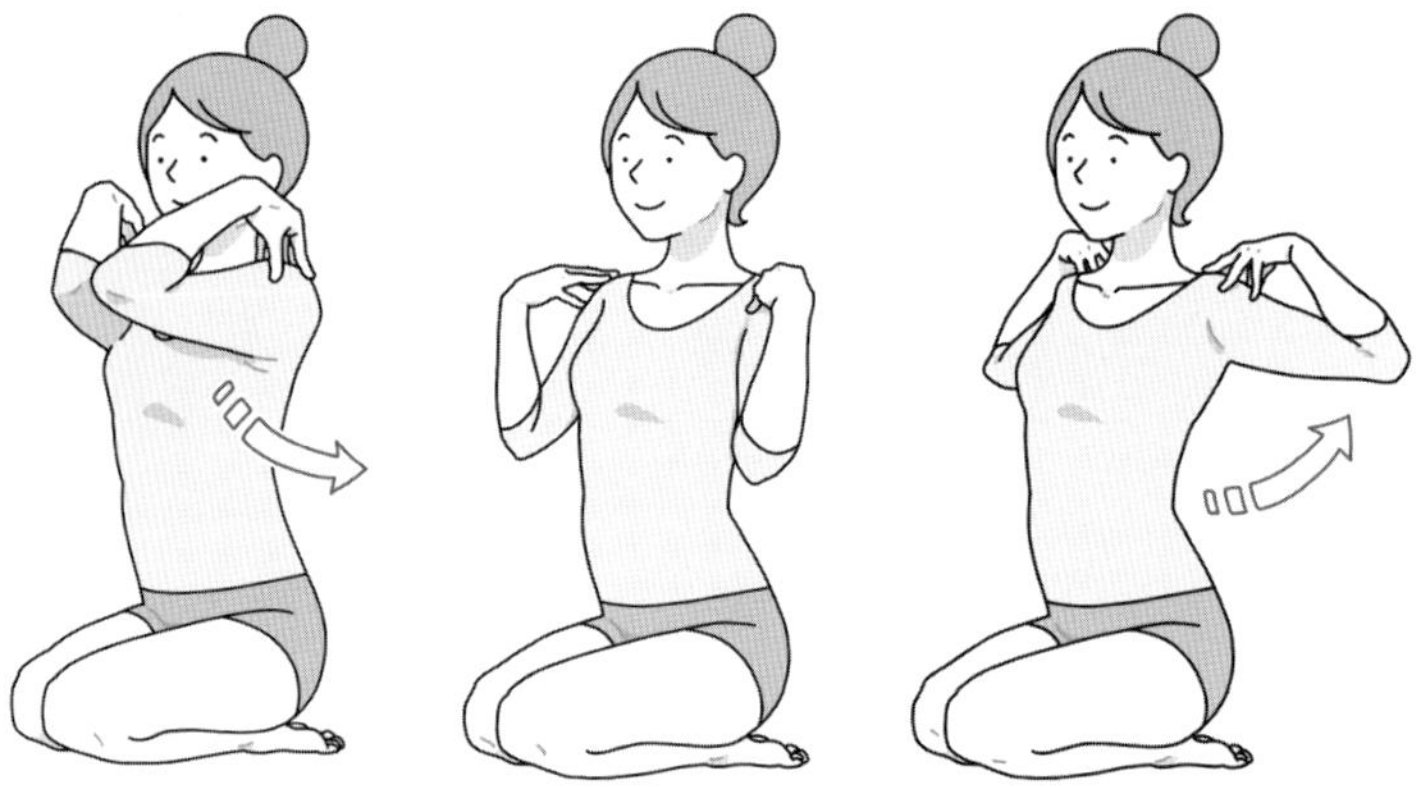

⑧ 次に両肘を前で揃え、吸う息で胸郭を広げ、両肘を後ろから上にあげていきます。

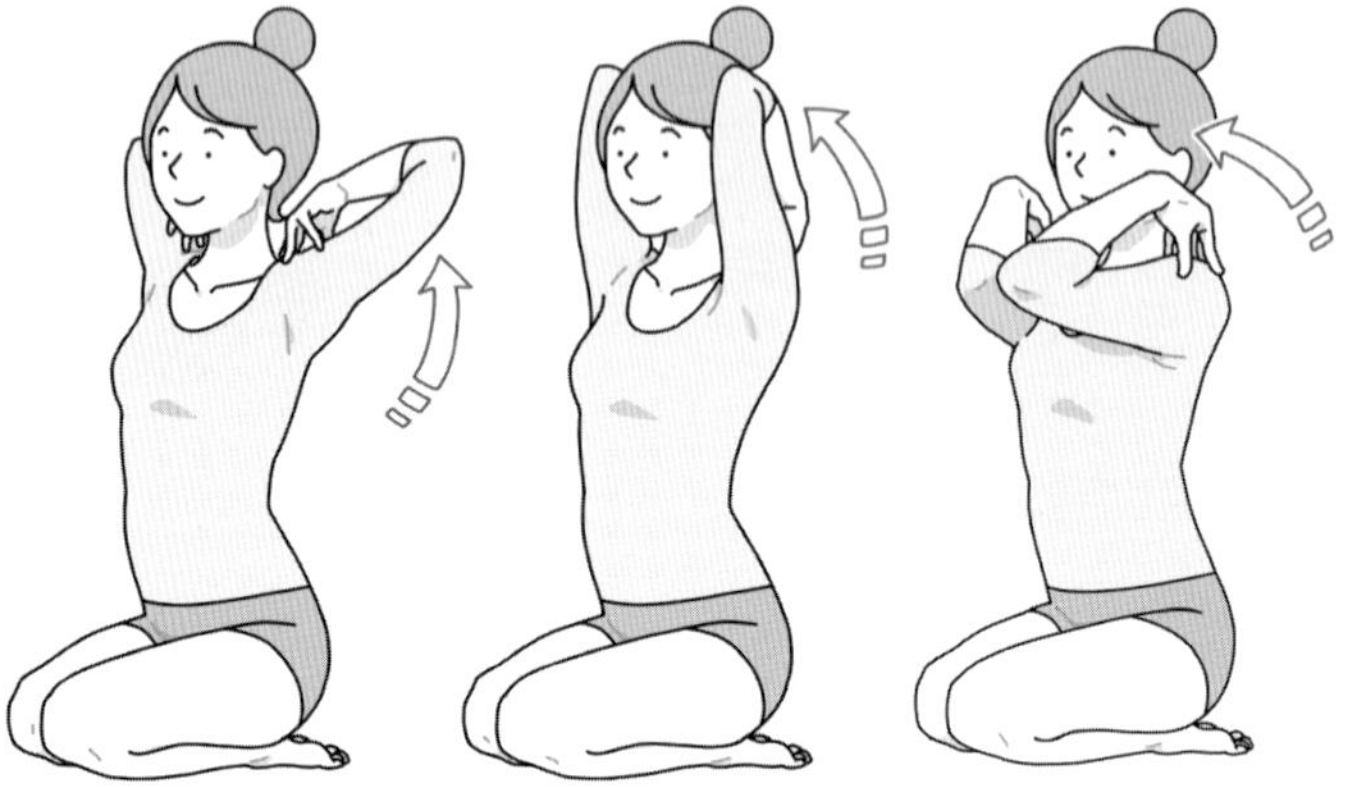

⑨ 両肘を上までまっすぐにあげたら、吐く息で肘を前で揃えてゆっくりおろします。

⑩ ⑧⑨をくり返します。終わったら肩、腕、体をゆるめます。

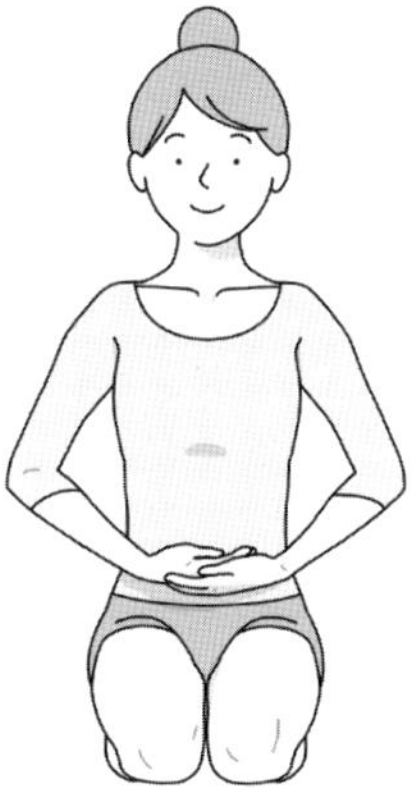

⑪手の平と手の平をお腹の前で重ね、上下に大きく揺らします。この時、腕だけでなく肩関節を大きく動かし、肩の上げ下げを行います。15 回くらいやりましょう。

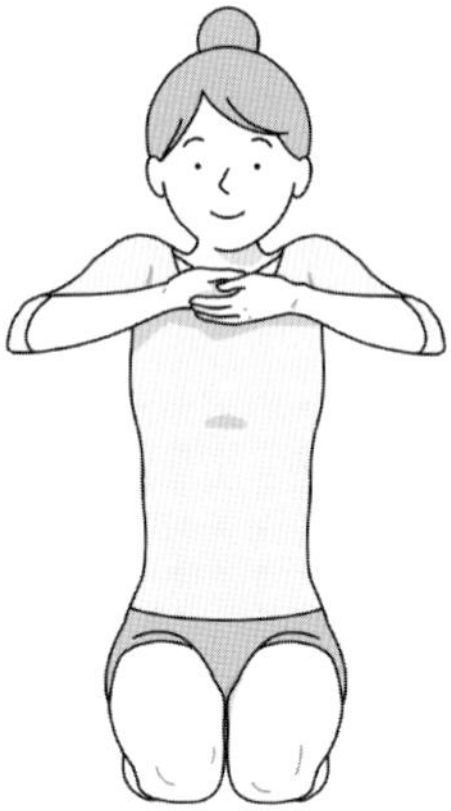

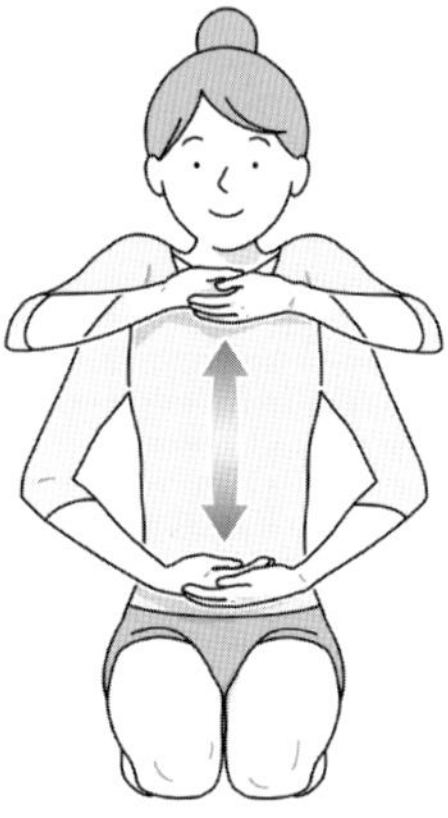

◇**効果**◇

❶ 腕と肩関節をゆっくり動かすことによって、血液の循環がよくなり、肩こりを予防します。

❷ 猫背を防ぎ、姿勢が美しくなります。

04

背骨の反りとわん曲

背骨は体の大黒柱です。日頃から柔軟にして、まっすぐに立てましょう。

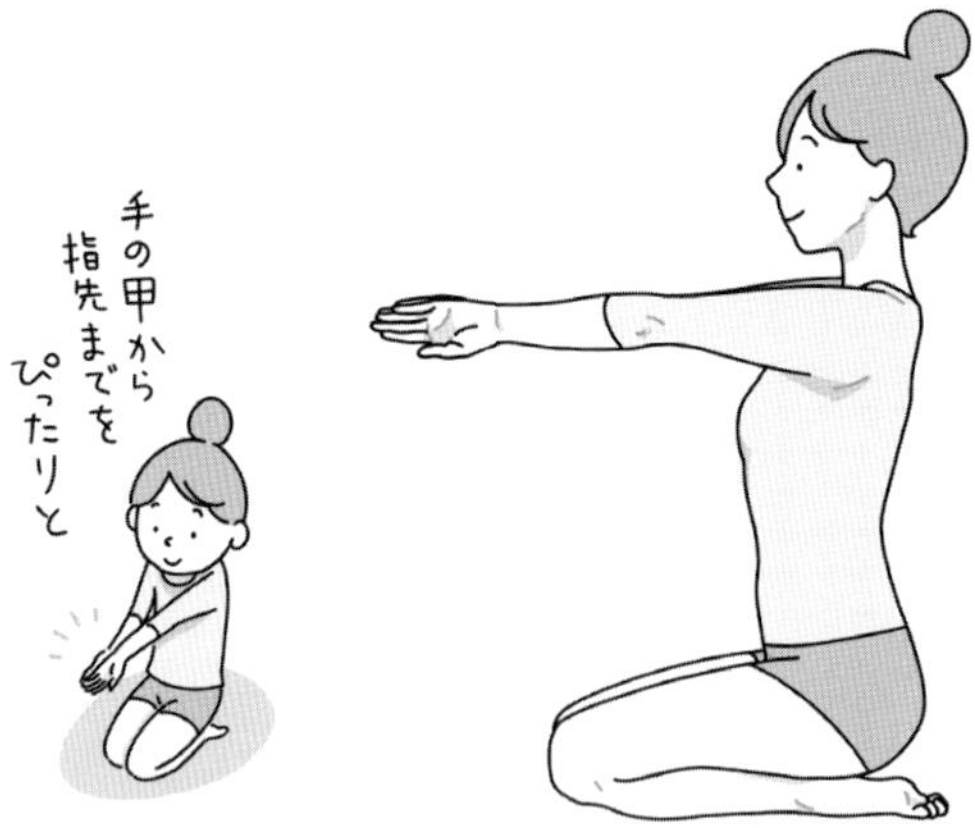

① 両腕を肩の高さで前に伸ばし、手の甲を合わせます。

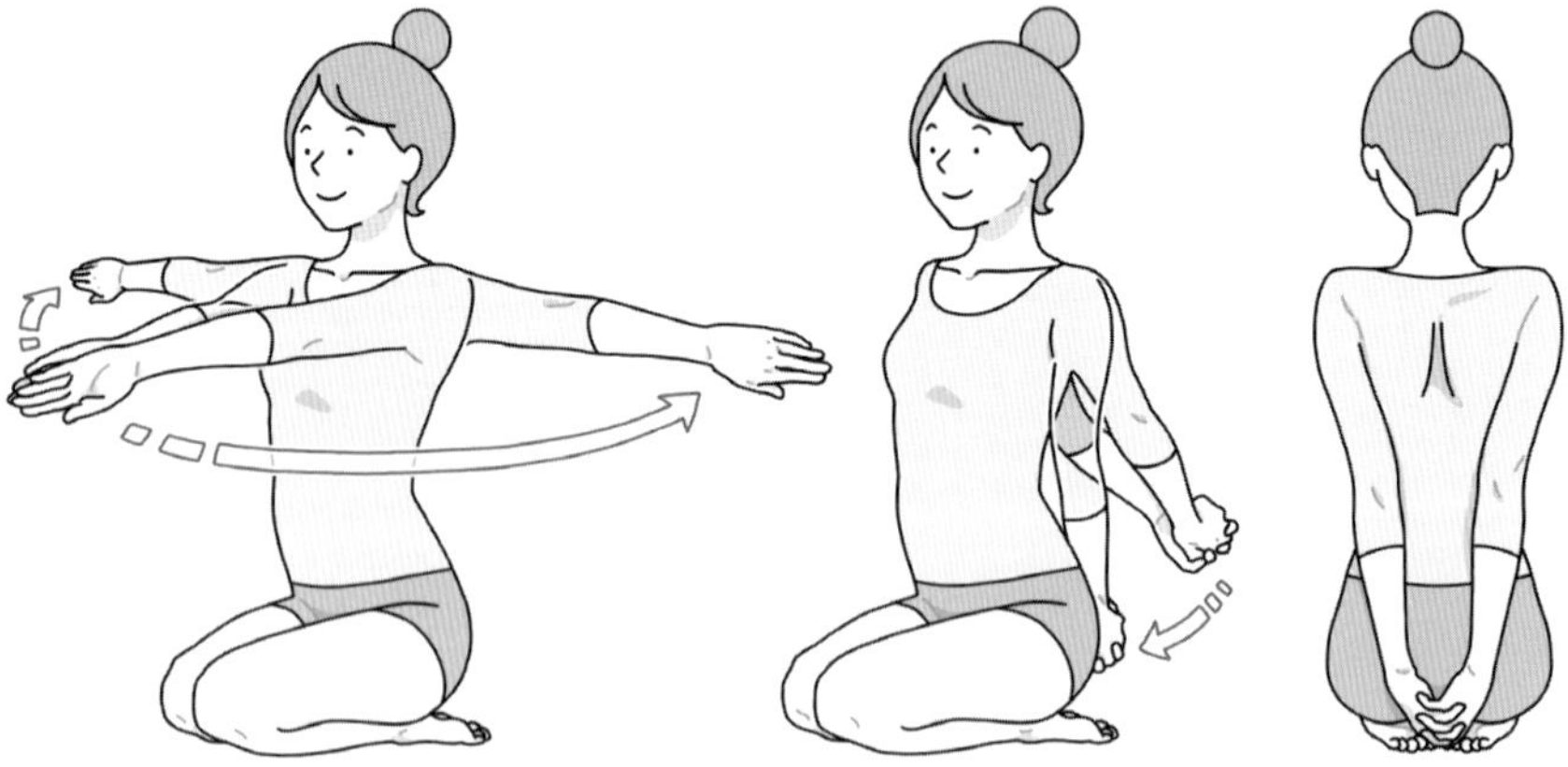

② 吸う息で両腕を前から後ろへまわし、両手を組み合わせます。組み合わせた腕を後ろへとよく伸ばし、吐く息で下へおろします。

04 柔軟体操 背骨の反りとわん曲

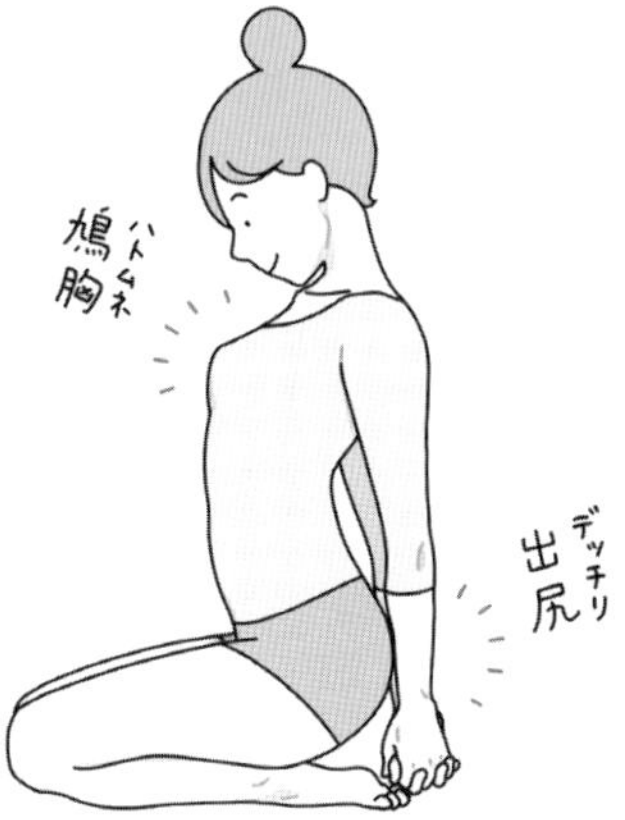

③ 両膝を揃え、肩甲骨を両側から背骨に近づけ胸郭を十分に広げます。次に鎖骨と鎖骨の交わった中心のくぼみに顎をおろします。それによって胸郭がさらに広がり、胸が高く上がり、腹はしまり、「鳩胸（ハトムネ）・出尻（デッチリ）」となり、背骨の反りが深まります。30 秒から 1 分間くらい保ちます。

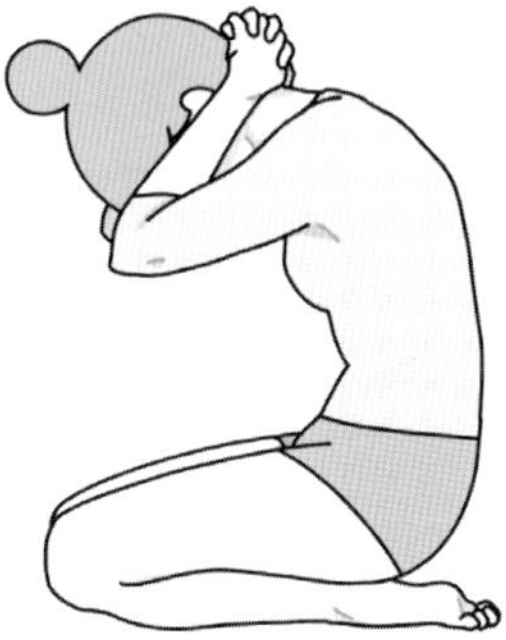

④ 喉をゆるめ息を入れ、吐く息で両手を離し、腹をひっこめ腰を後ろに引いて両手を後頭部にのせ、両肩をすぼめ、顎を喉の方へと引き込んで背骨をわん曲させ、椎間板をよく伸ばします。

⑤ 吸う息で手をおろし、腰を立て背骨を立てて、吐く息で体をゆるめます。

05

首まわし

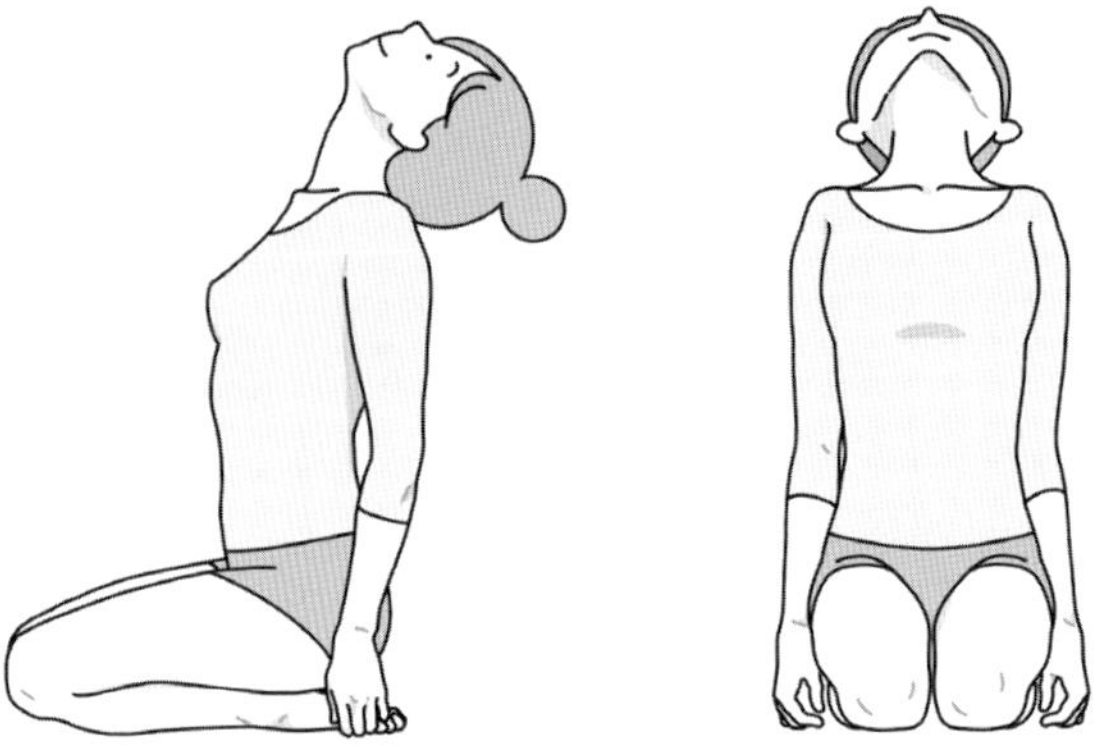

①背骨を立て、両肩の力を抜き、両腕はだらりと下げます。吸う息でゆっくりと喉を伸ばし、顎を上にあげていきます。吐く息で頭をそっと後ろへ倒し、喉をさらによく伸ばします。

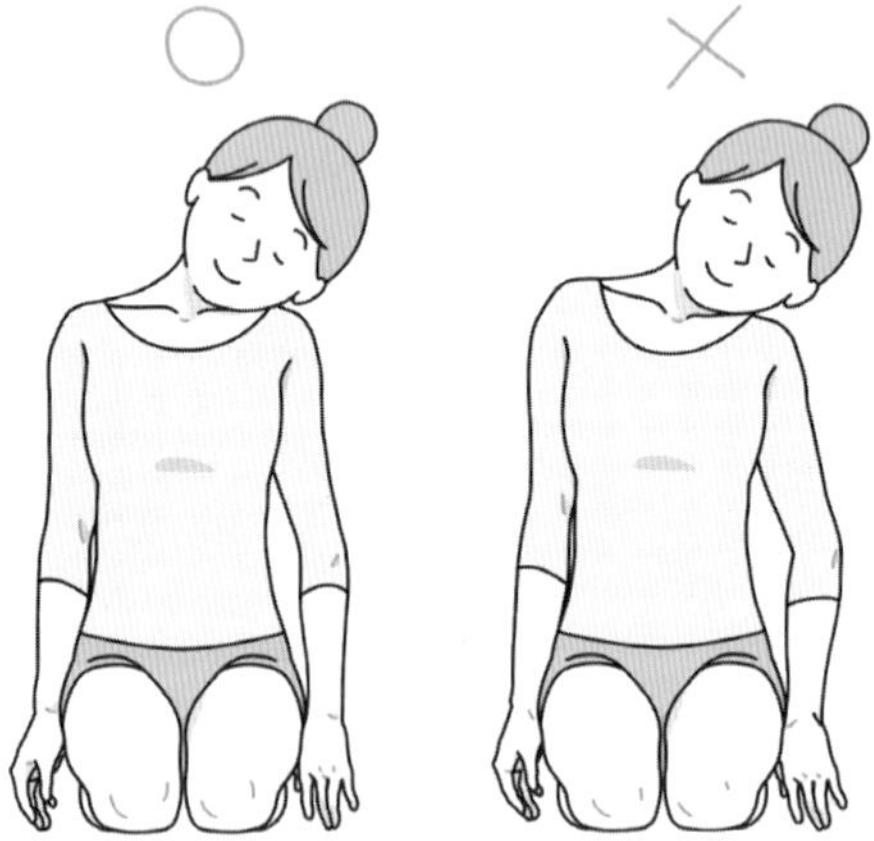

②吸う息で頭をおこし、背骨を立て、肩の力を抜いて吐く息で左肩へ頭を傾け、右首筋をゆっくり気持ちよく伸ばします。吸う息で頭をおこし、吐く息で右肩へ頭を傾け、左首筋を伸ばします。この時、肩が上がらないように注意しましょう。

首まわし

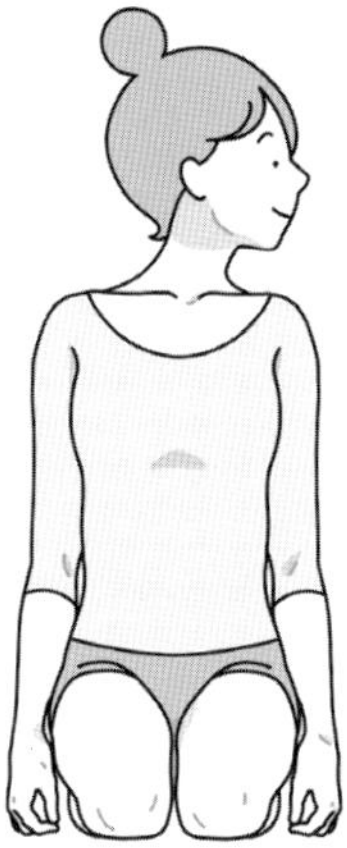

③ 吸う息で頭をおこし、吐く息で頭を左後ろへ向け頸椎をねじります。この時、胸は正面を向いたままです。
吸う息で頭を正面にもどし､吐く息で右後ろへ向け頸椎をねじります。

吸う息で頭を正面にもどし、吐く息で背骨をまっすぐに立て、肩の力を抜いて頭を前に倒します。

④ 心の中で 15 数えながら、背骨はまっすぐに立て、右からゆっくり首をまわします。まわしづらいと感じたところは時間をかけて丁寧におやりください。左からも同様に行います。

◇ **アドバイス** ◇
頭の重さは 4.5 ～ 5 キログラムあります。前もって頭の重たさを心において、むしろ頭の重たさを借りる気持ちで、呼吸をつけてゆったりとおやりください。
◇ **効果** ◇
頭がすっきりとし、肩こりが治ります。

06 体側の伸ばし

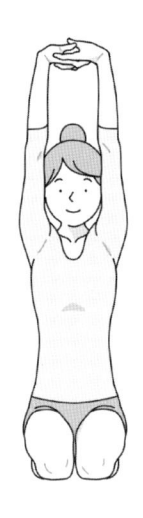

①指を組み合わせた手をひっくり返し、両方の手の平を上へ向け、吸う息で腰から上体を上へとよく伸ばします。

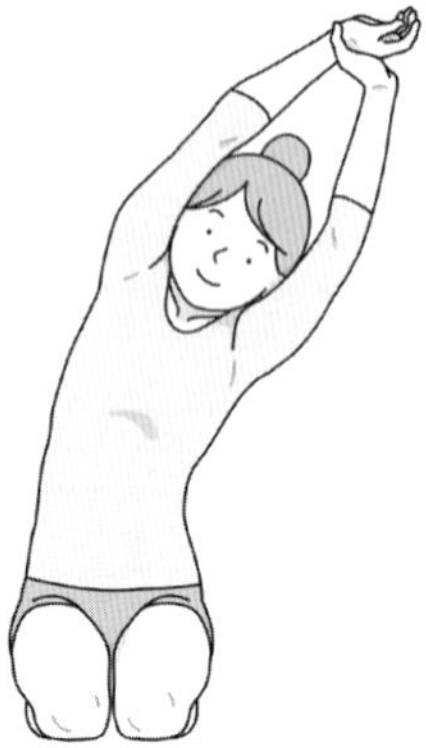

②次に左手で右の手首をもち、吐く息でそっと右体側を引き伸ばします。ゆとりがあったら上体を左へ傾けながら伸ばしを深めてみましょう。

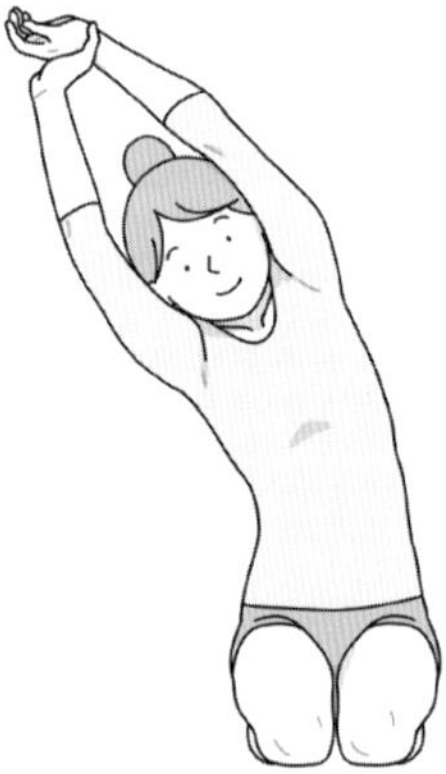

③吸う息で上体をもどし、右手で左手首をもち、吐く息で上体を右へ傾け左体側を伸ばします。

体側の伸ばし

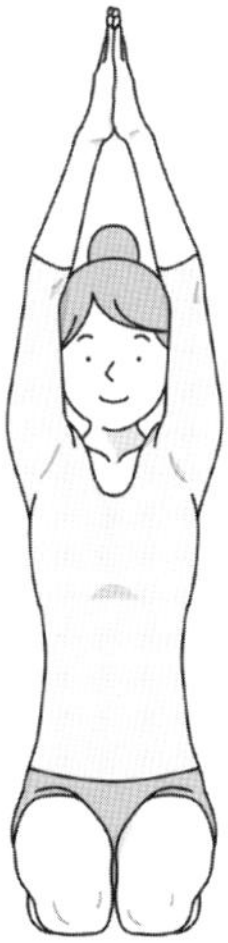

④ 吸う息で上体を元の位置に戻し、両腕を耳に沿わせて真上に伸ばし合掌をします。

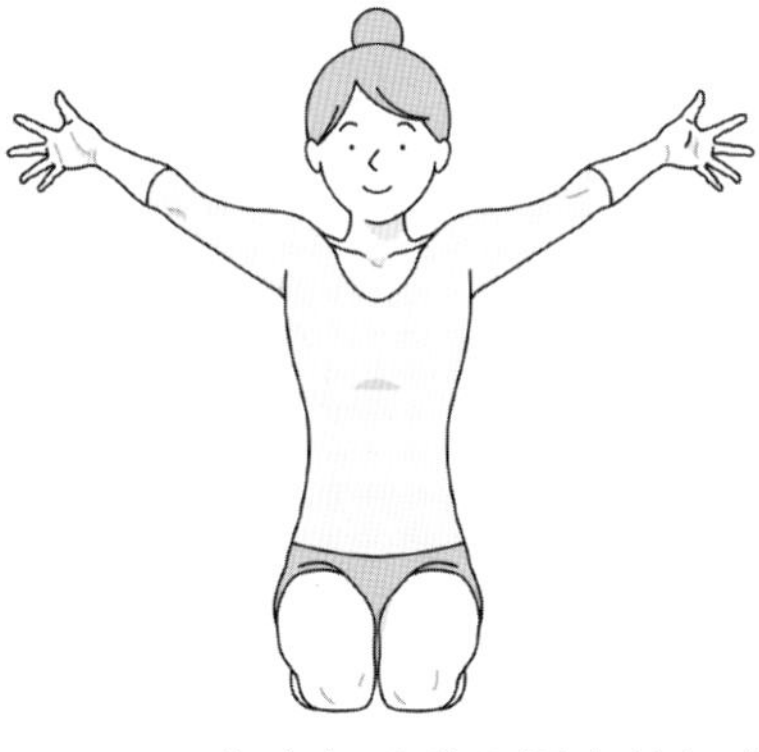

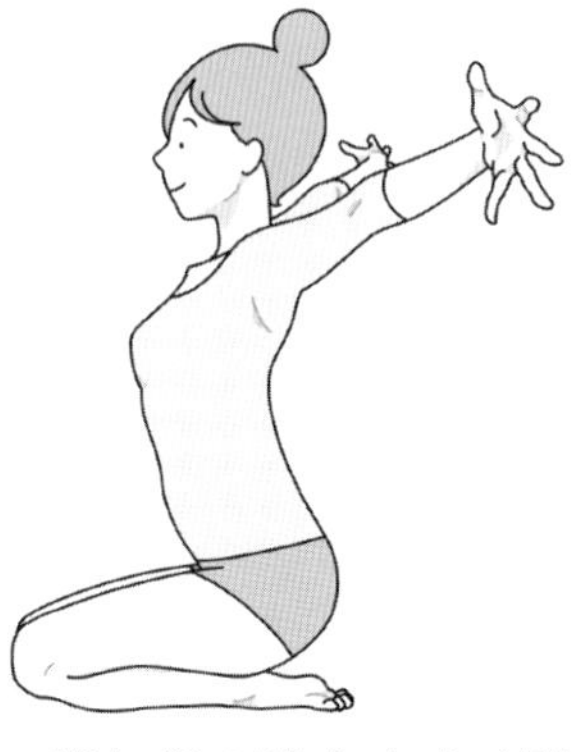

⑤ 吐く息で手の平を前に向け、指と指の間を大きく開き、胸郭を開いて両腕を大きく広げてゆったりとおろします。

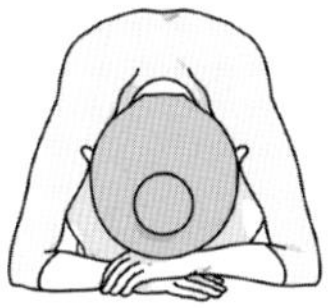

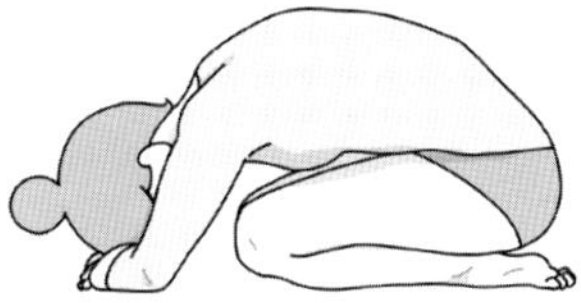

⑥ 反りの入った腰を気づかい、手と手を重ねた上に、そっと頭あるいは額をおいて体をゆるめてください。

07 猫の体位（マールジャーラ・アーサナ）

長い間正坐をしていたので、猫の体位で体を動かしましょう。

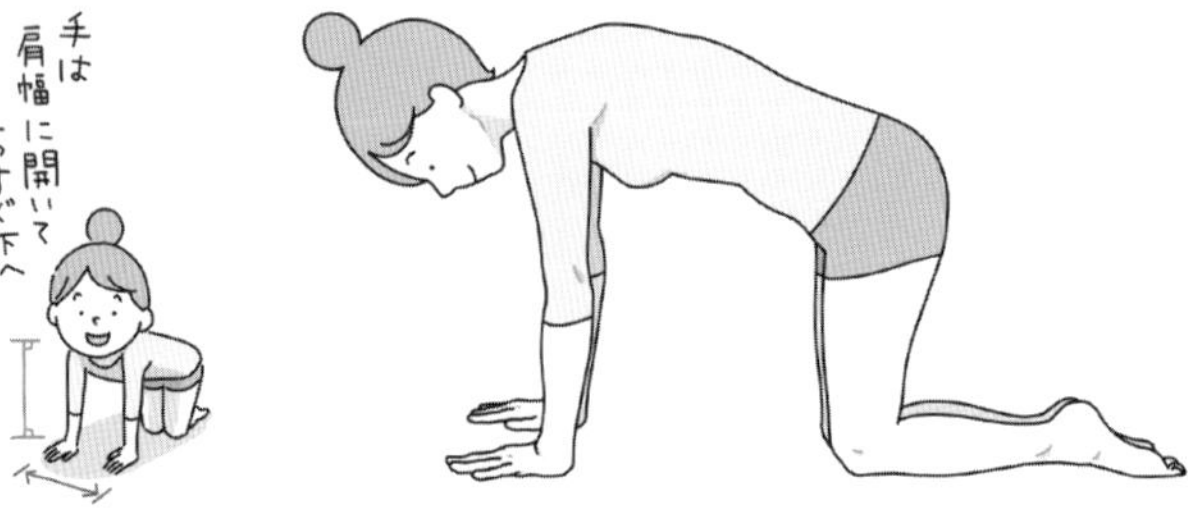

①正坐をしていた腰をおこし、両手は肩の幅、肩の高さで床におき、手首の関節を折って、指先は前に向けます。両膝は揃えます。

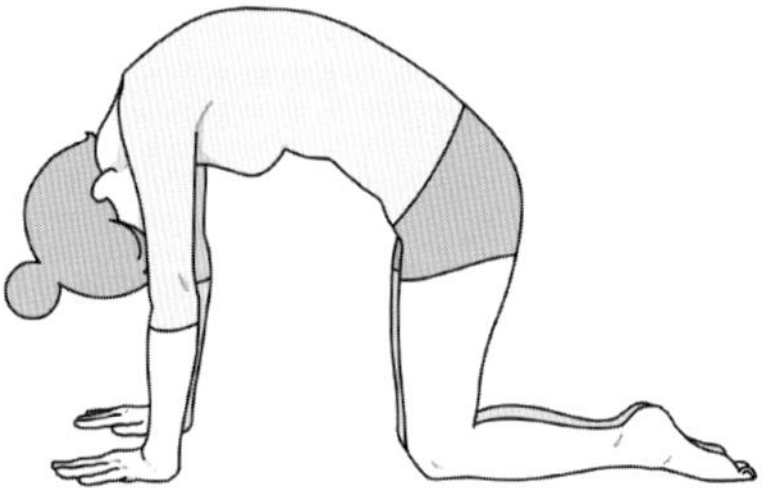

②吐く息でお腹を十分引っ込め、顎は喉の奥へと入れ込み、背骨をわん曲させます。

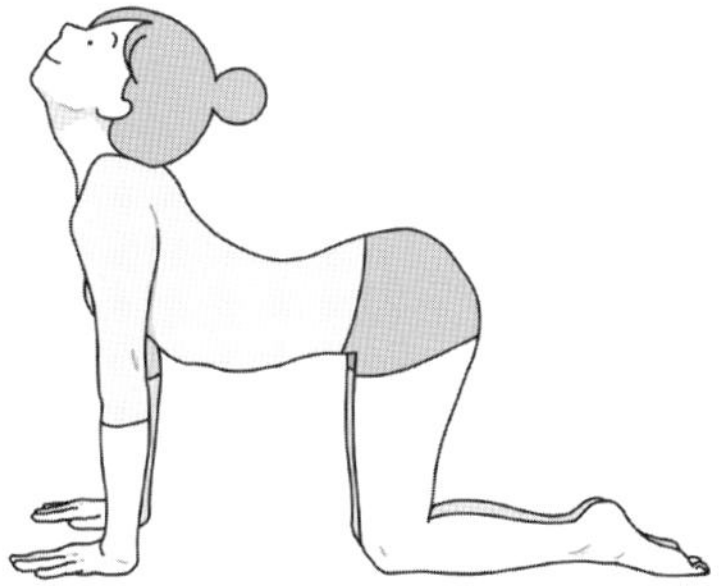

③ 次に吸う息で引っ込めた腹をゆるめ、腰椎、胸椎、さらに喉を伸ばし、顎を上げ、背骨を反らせます。

④ 吐く息で①にもどり、ゆるめます。

⑤ もう１回行います。

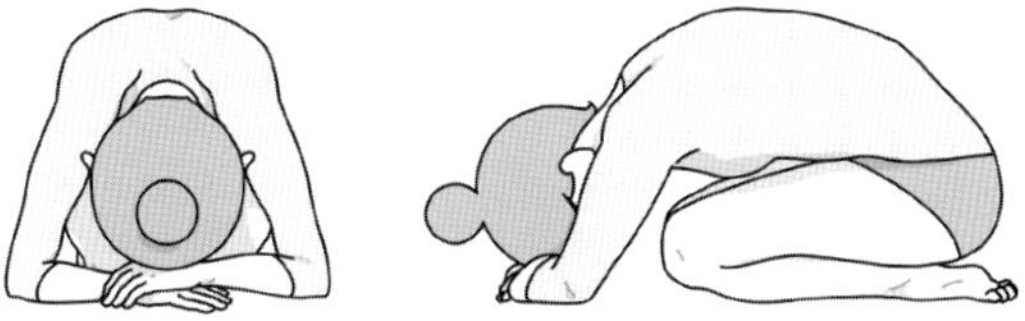

⑥ 吐く息で足裏に腰をおろし、手と手を重ねた上に頭あるいは額をのせて、体全体をよくゆるめます。

◇ 効果 ◇

やさしく気持ちのよい前屈と反りが入っていて、背骨を柔軟にし、脊髄《せきずい》に刺激を与え、脊髄神経の働きを整えます。

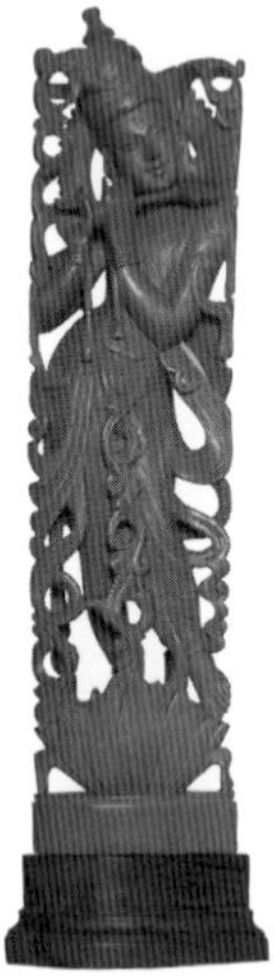

第3章　ヨーガ入門編

簡易体操

簡易体操は、佐保田鶴治先生が長年のヨーガのご体験の中から創られた、すぐれた体操です。四原則を守って毎日行うことで「健康と若さ」を維持していくのに効果があります。初心者、高齢者にはやさしく、熟達者は深めて行うことのできる、奥の深い体操です。

五つの体操から成り、十五分間くらいでできますので、忙しい人にも向いています。毎日「日頃のヨーガ」として継続していきますと、体操が体になじんでやりやすくなり、体の動きがよくなってきます。その頃になると健康感も高まってきます。

佐保田先生は八十八歳で亡くなられましたが、生前、「簡易体操を朝晩毎日おやりなさい。そうすると皆さんは僕より元気で長生きしますよ」とおすすめになりました。

ぜひ、簡易体操を生活の中にとり入れるようにしてください。

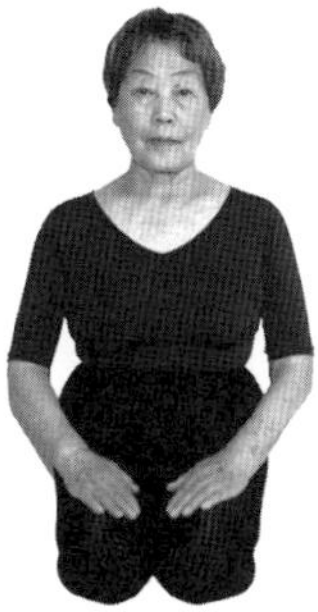

001

08 基本体位

日本流の正坐、金剛坐（ヴァジュラ・アーサナ）と同じです。

やり方

① 両膝を揃えます。足は親指をふれ合うようにし、重ねません。お尻を足裏にどっしりとおろし、腰を立てます。背骨をまっすぐに伸ばし、顎を引きます。顎を引くことで頸椎が伸び、それが胸椎に伝わり背骨が立ちます。腹がしまり、胸郭が広がります。肩の力を抜き、両手は肩に力が入らないところで膝の上におきます。坐は安定していて快適であることが大切です。《001》

② 目を軽く閉じ、鼻先か眉間に意識を集中し、ゆっくりと呼吸します。呼吸を整えてゆくにつれて心が静かになります。一分か二分間行います。

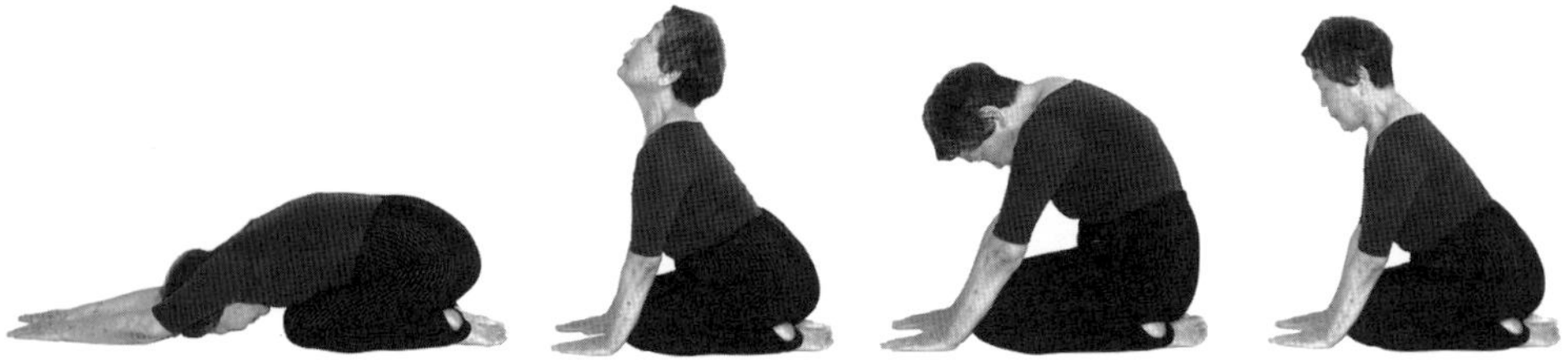

005　004　003　002

09 上体を前に伸ばす体操

やり方

①基本体位から両手を膝前におき、手首関節を折り、腕を立てます。《002》

②息を吐きながら腹をひっこめ、腰を十分後ろへ引き、顎は喉へ入れこむようにして背骨をわん曲させます。《003》

③ひっこめた腹をゆるめ、息をゆっくり吸いながら腰を前に押し出し、腰椎、胸椎、喉を伸ばし、顎を上げ、頸椎へ反りを入れ、背骨全体を反らせます。《004》

④ゆっくり息を吐きながら、腰を折りたたむような感じで、下腹、おへそを太ももへおとし、両手をまっすぐ前にすべらせ、上体を前に倒していきます。息を吐ききる手前で顎を引き、息を吐ききった時と額が床につくのが同時です。普通呼吸をしながら一分間くらい保ち、上体を伸ばします。この時お尻が足裏から浮き上がらないようにしてください。《005》

⑤息を吸いながら両手を膝前にもどし、基本体位になり、吐く息で体をゆるめます。

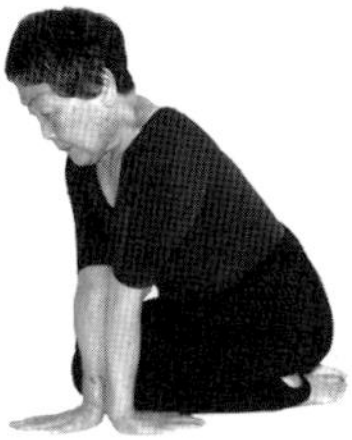

006

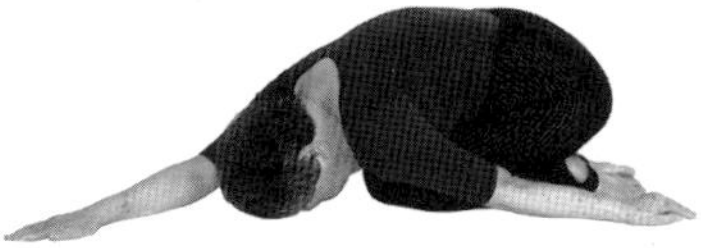

007

10 上体を左右にねじる体操

やり方

① 基本体位から左膝の外側に、右手を前向きに、左手を後ろに向け、両方の手首を向き合わせにして腕を立てます。《006》

② 息をゆっくり吐きながら、腹を十分ひっこめて腰を後ろに引きます。次に息を吸いながら腰を前に出し、胸郭を広げ、喉を伸ばし、顔を上げて背骨を反らせます。

③ 息を吐きながら、右手は左膝の外側を前方へ伸ばし、左手は脚に沿わせて後ろへ伸ばします。上体は自然に前に倒れ、最後に額が床につきます。右の腕は右の耳に沿わせ、右肩と右腰を床から浮かさないようにし、普通呼吸をしながら一分間くらい保ちます。《007》

④ 息を吸いながらゆっくり上体をおこし、基本体位にもどり、吐く息で体全体をゆるめます。

⑤ 右側も同様に行います。

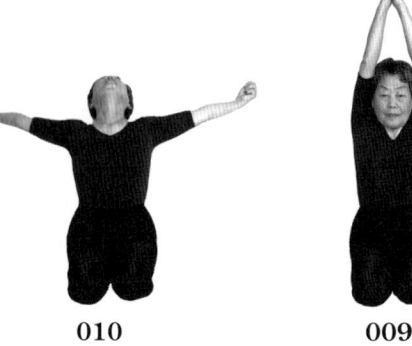

010

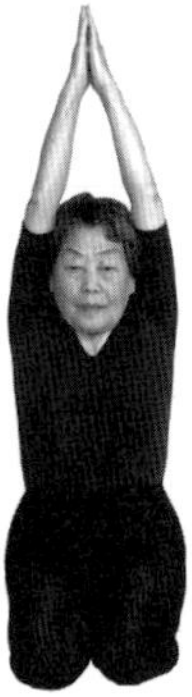

009

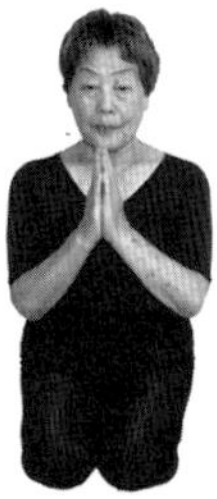

008

11 脇を開く体操

やり方

① 基本体位から胸の前で合掌し、静かに息を吐きます。《008》

② 息を吸いながら、合掌した両腕をゆっくりまっすぐ上に伸ばします。両腕が十分に伸びた時と息をいっぱいに吸いこんだ時を一致させます。この時、上腕で両耳をはさみます。《009》

③ 息を止めたまま、合掌の手を左右に開きながら指を折り、握りこぶしを作っていきます（握りこぶしは親指を先に折り、四本の指で包みこみます）。両腕は肩と水平な高さで真横に伸ばし、こぶしを正面に向けます。

④ 包み込んだ親指を後ろにねじるようにしながら握りこぶしを回転させ、喉を伸ばし、顎を上げ、胸を広げます。《010》

⑤ 頭をおこし、顎を喉へ近づけ、腕は横に伸ばしたまま、包み込んだ親指を手前にもってくるようにしながら握りこぶしを上から下へ回転させ、そのままさらに後ろへねじ向け、包み込んだ親指が上にいくようにします。この動きが手首と肩関節によい刺激を入れることになります。《011》

⑥ 息を吐きながら上体を前に倒し、背骨をわん曲させ、額を膝へ引きよせます。

11 簡易体操
脇を開く体操

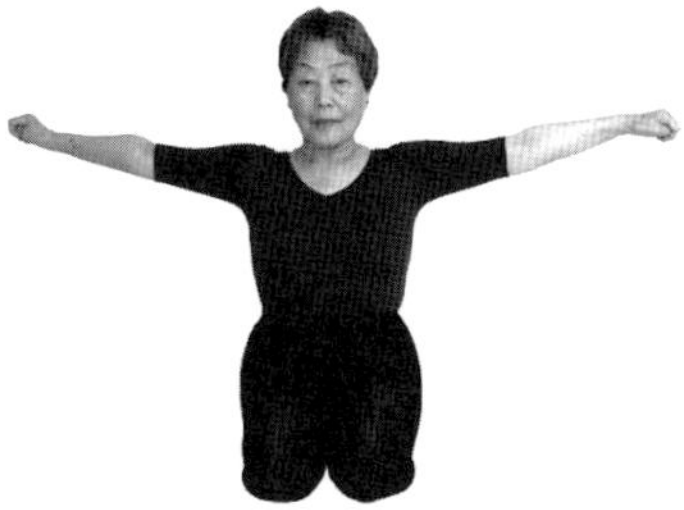

011

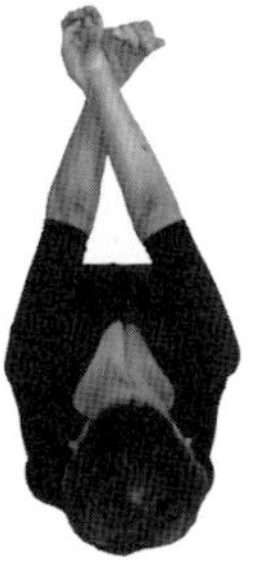

012

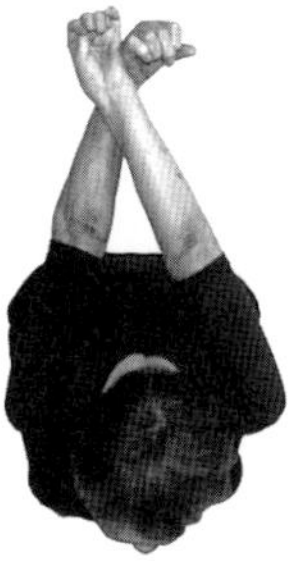

013

同時に腕を後ろにまわし、両腕を交差させてできるだけ高く背後に上げていきます。頭が膝前の床についた時、息を吐ききります。《012》

この時ゆとりがあれば、喉を伸ばし、床に顎をつけます。《013》

⑦ 息を吸いながら顎を引きよせ、額を膝頭へよせ、上体をおこし、同時に後ろにまわし上げた両腕を前にもどして合掌し、ゆっくり息を吐き、体をよくゆるめます。

⑧ 同じやり方で二回から三回行います。

◇アドバイス◇

この体操には、背骨のわん曲と反り、肩関節、手首関節の動き、胸郭の広がり等が含まれています。佐保田先生は、「よい効果があるので何回もやるとよい」とおすすめになりました。初心者は初心者なりにやさしく、熟達者はより深い刺激を入れて行うと、充実感があり、奥の深い体操となります。

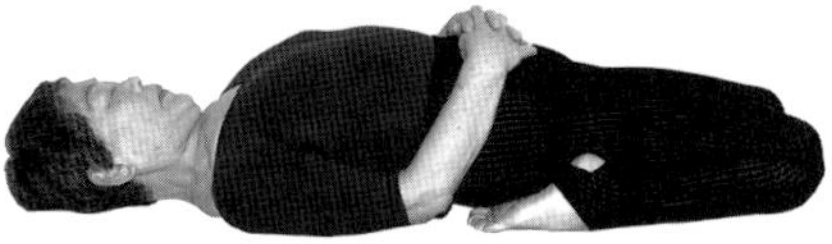

014

12 上体を後ろに伸ばす体操

やり方

①基本体位から、踵と踵の間を広げ、お尻を床におとします。

②片方の肘を床につけ、次にもう一方の肘を床につけます。

③肘に体重をかけ、ゆっくり上体を後ろへ傾け、後頭部を床につけ、背中を徐々に床へおろしていきます。両腕は体に沿わせて伸ばします。またはお腹の上で手を組み合わせてもよいでしょう。《014》

意識は眉間か体の一部分に集中して保ちます。最初はポーズを作ってから一分間くらい保ち、毎日行うことでだんだん体になじんできたら、少しずつ保持時間を延ばし、三分間くらい保持します。保持している時は軽く目を閉じます。

④片方ずつそっと膝を立て、両膝立てで腰をゆるめます。腰に入った緊張がとれない時は、両膝を両腕でかかえてみるのもよいでしょう。腰がゆるんだら、ゆっくり脚を伸ばし、「シャヴァ・アーサナ」（81頁）でくつろぎます。

12 簡易体操
上体を後ろに伸ばす体操

◇アドバイス◇

この体位は一見やさしそうに見えますが、初心者・高齢者にとってはむずかしいです。還暦を過ぎた頃から、老いが体に忍び込んでくると、やや猫背気味となり、腰が硬く曲がってきます。そうなると、太もも、鼠蹊部《そけいぶ》、下腹が縮んできます。この様な体形で、両膝を折って上体を後ろへ倒す体操はつらいものです。腰の反り上がりを床におとそうとすると、両膝が浮き上がり、膝は広がります。太もも、下腹はビリビリと引っぱられます。そこで膝を床へおろそうとすると、腰は太鼓橋のように持ち上がり、自分の体の老化現象を容赦なく自覚させられます。

ここでもう「ダメ」と決めつけないでください。反りの体操をしてみましょう。一例として、「猿王のやさしい体位」(118頁)で、太もも、鼠蹊部、下腹をよく伸ばし、上体をおこして腰への反りも同時に入れてください。こうして縮んでいるところを伸ばす刺激を前もって入れてから行うと、「上体を後ろに倒す体操」がだんだんやりやすくなります。あせらずに気長にやりましょう。

基本体操

佐保田鶴治先生がお創りになった基本体操には、足と手の体操があります。初心者には無理がなく、熟達者は深めて行うことができる、すぐれた体操です。

◆足の基本体操

佐保田先生は、「私は足の基本体操で健康体となりました。高齢になると一番先に足腰が萎えてきます。足の体操をぜひおやりください」とおすすめになりました。

中年から高年齢になるにつれ、目に見えない感じで、足、腰に老化が忍び寄ってきます。人間の特権である二本脚歩行で、好きな所へ好きな時に歩いてゆける自由な楽しみを、いくつになっても持っていたいものです。

呼吸に合わせて足の基本体操をすることで、ツボが集まっている足裏、足の甲、足首、ふくらはぎ、膝、太もも、腰へと、下から上へ刺激が入り、足腰を強くし、内臓の働きをもよくします。足に力をこめ、肩には力を入れないようにして行いましょう。

13
山の体位（直立の体位）（ターダ・アーサナ）

立った体操はすべて「山の体位」（直立の体位）から始まります。
眼は開けて、目線を決めて行います。

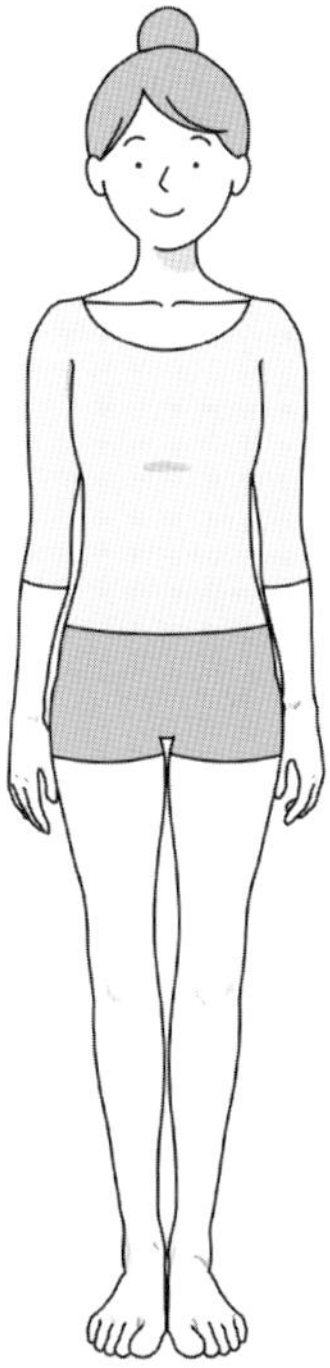

① つま先、両膝を揃え、膝の後ろをよく伸ばして立ちます。肩の力を抜いて両腕は体側に沿わせて下げます。

② 顎を引きます。顎は引き過ぎると視線が下に落ちて気分が陰鬱となり、反対に顎が上がると姿勢が崩れます。顎を引くことで頸椎が伸び、その伸びが胸椎に伝わり、背骨がまっすぐに立ちます。胸郭が広がり、胸が上がり、腹が締まり、全身が安定した美しい立ち姿になります。

14 踵を上げる体操

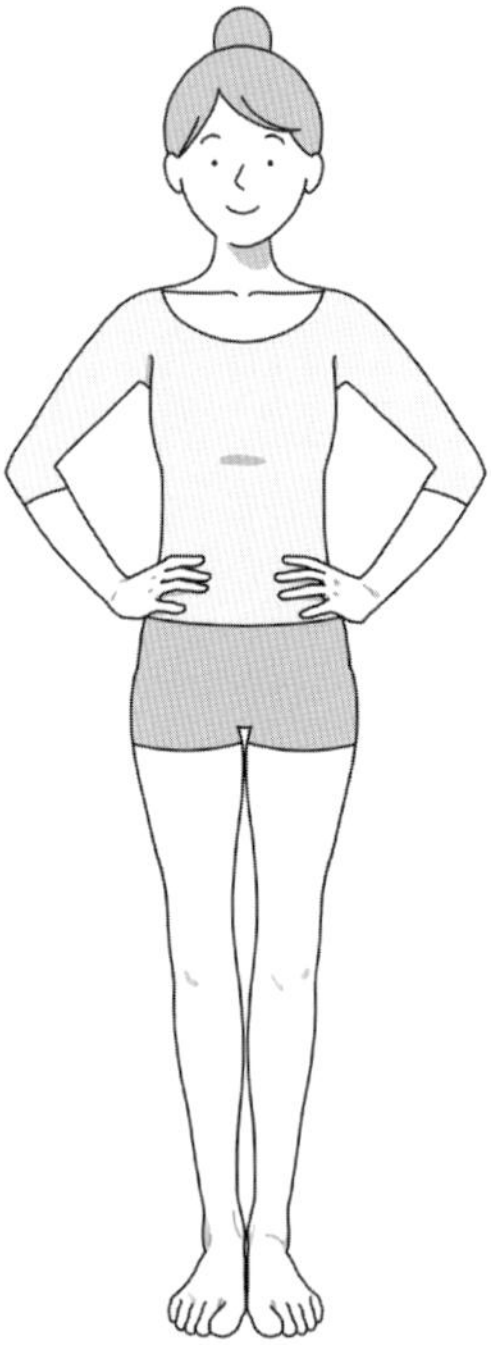

① 山の体位で立ち、手を腰にあてます。

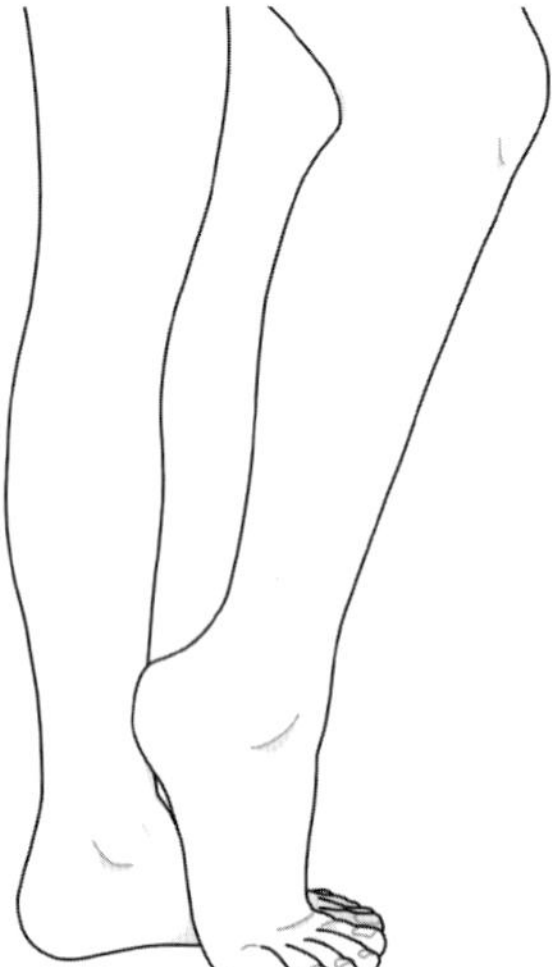

② 右足に力をこめて、５本の足指の付け根の関節をしっかり折り曲げ、息を吸いながら踵をゆっくり上げていきます。息を止め、５秒から 10 秒間保ちます。

③ 息をゆっくり吐きながら、足指の力は抜かないで、ゆっくりと踵をおろします。息を吐き終わった時と、踵が床につくのが同時です。

④ 踵が床につき、３秒から５秒間休んで､左の踵も同様に行います。左右２回繰り返します。

15 つま先を上げる体操

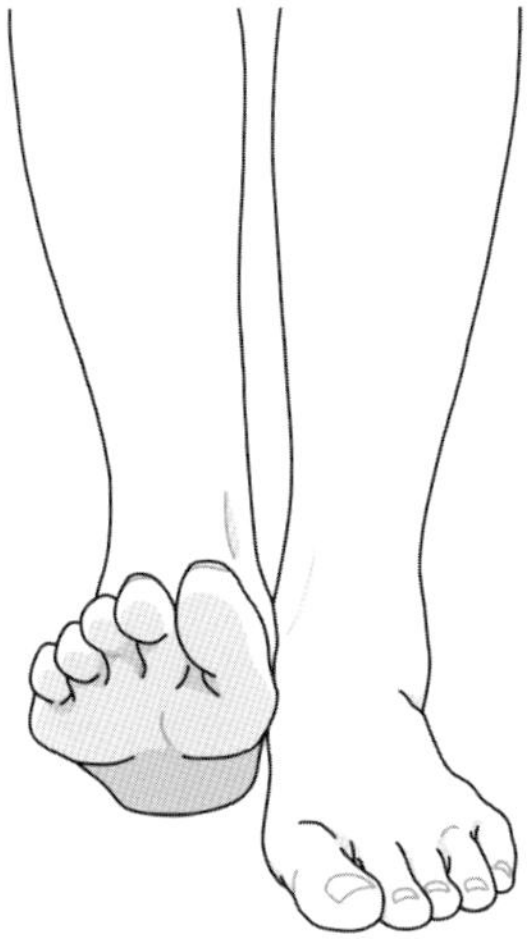

① 山の体位で立ち、手を腰にあてます。

② 息を吸いながら、右足に力をこめて右足のつま先をゆっくり上げます。

③ つま先が上がったところで息を止め、５秒から 10 秒間保ちます。

④ ゆっくり吐く息に合わせながらつま先をおろします。息を吐き終わった時と、足裏が床につくのが同時です。３秒から５秒間体をゆるめます。

⑤ 次に左のつま先も同様に行います。右、左２回繰り返します。

◇ アドバイス ◇

❶ 踵とつま先を上げおろしする単純な体操ですが、呼吸をともなわせてゆっくり行うことで、どこにどのような刺激が入ってくるか、「気づき」を大切にしておやりください。

❷ 息を吸って、５秒から 10 秒間止めて、息苦しさを感じた時は、息を止めずに自然呼吸でおやりください。肩には力を入れないようにします。足の体操すべてに言えることです。

①山の体位で立ち、手を腰にあてます。

16
足の裏の内側を床に立てる体操

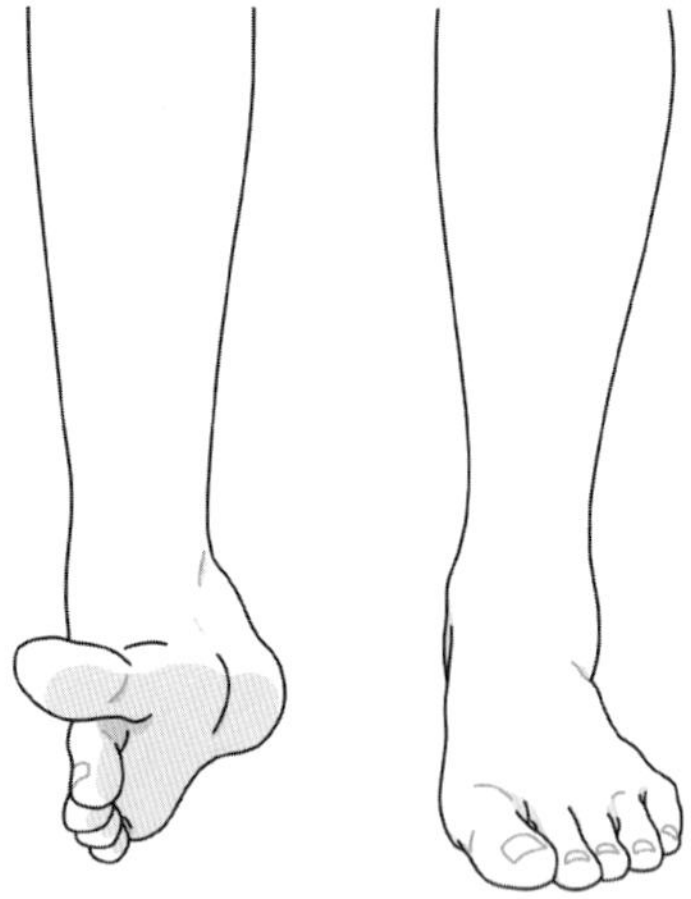

②息を吸いながら右足の内側をゆっくり立てていきます。床に垂直になるように立て、息を止めてしばらく体位を保ちます。この時、膝を曲げないようにしてください。

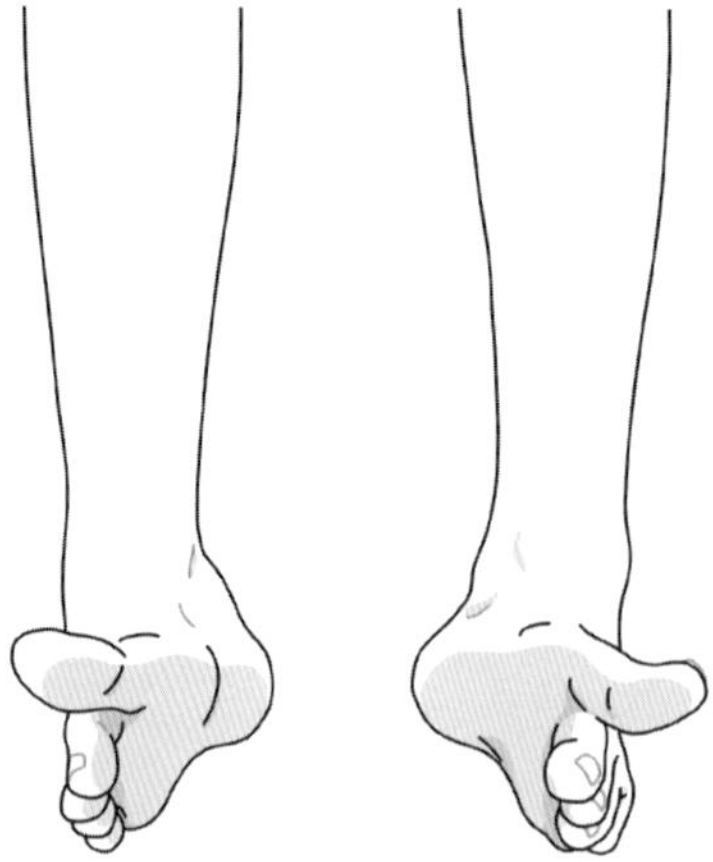

③吐く息でゆっくりもどり、少し休んで左の足も同様に行います。

④次に息を吸いながら両足同時に行います。この時、両脚をよく伸ばします。

⑤しばらくその体位を保ち、吐く息でゆっくりもどり、体をゆるめます。

17 足の裏の外側を床から離す体操

① 山の体位で立ち、手を腰にあてます。

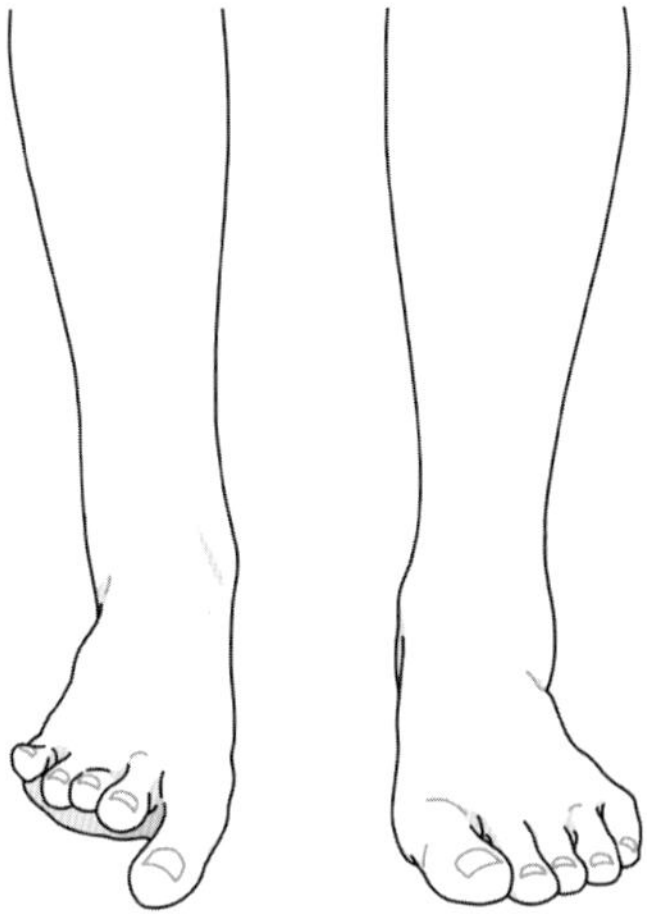

② 息を吸いながら右足の外側を床から離していきます。この時、足の親指は上げないようにします。

③ 右足の外側が十分に上がったところで息を止め、しばらく体位を保ちます。膝は曲げないように注意し、体は左側へ傾かないようにします。

④ 息を吐きながらゆっくりおろし、体全体をゆるめます。

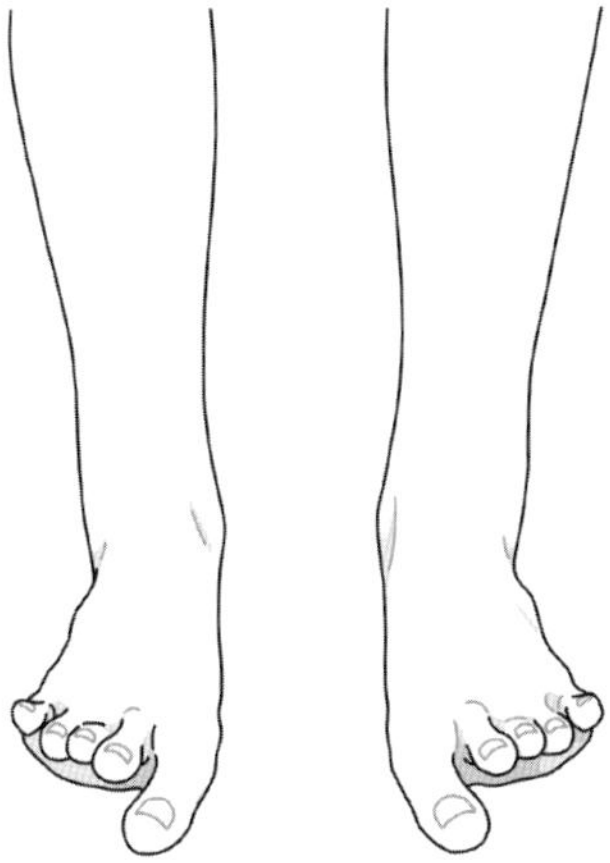

⑤ 左足も同様に行います。

⑥ 右、左終ったら、両足同時に行います。

① 山の体位で立ち、手を腰にあてます。

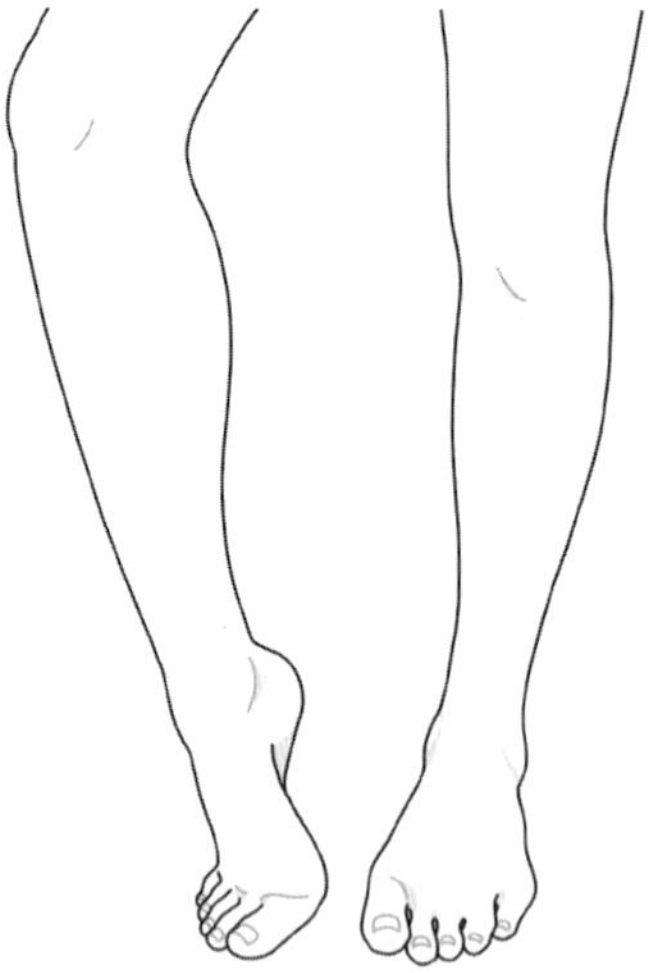

② 足に力を入れ、右足の踵を、息を吸いながら上げます。

③ 踵が十分に上がったところで息を止め、親指の付け根を折り、親指で床を押さえこんで、小指の付け根まで一本一本の足指の感覚を感じとりながら、膝を外側へねじ開いていきます。もどす時も、小指から親指へと意識を向けて膝をもどし、息を吐きながら、踵をゆっくりおろします。

④ 少し休み、左足も同様に行います。

⑤ 左右２回行います。

つま先を開く体操

① 山の体位で立ち、手を腰にあてます。

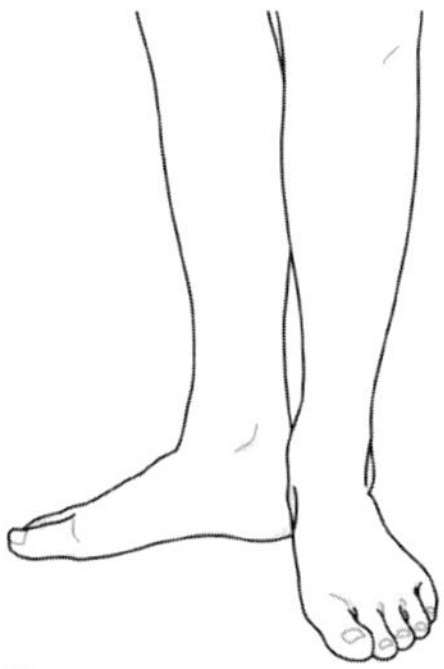

② 踵を基点とし、息を吸いながらゆっくり右のつま先を外側へ開きます。この時、腰がついていかないように注意してください。

③ 十分に開いたところで、つま先を床につけ、上体は正面に向け、息を止めてしばらく保ちます。

④ 息を吐きながら、ゆっくりつま先を元へもどします。

⑤ 体をゆるめてから、左のつま先も同様に行います。

⑥ 右、左1回ずつ行い、終わったら両方の踵を向き合わせにして、右、左のつま先を少しずつ開いていきます。
息を吸いながら、膝、腰を伸ばし、息苦しくない程度に息を止めて保ちます。この時、肩に力を入れないようにしてください。

⑦ 吐く息でゆっくりもどり、体をゆるめます。

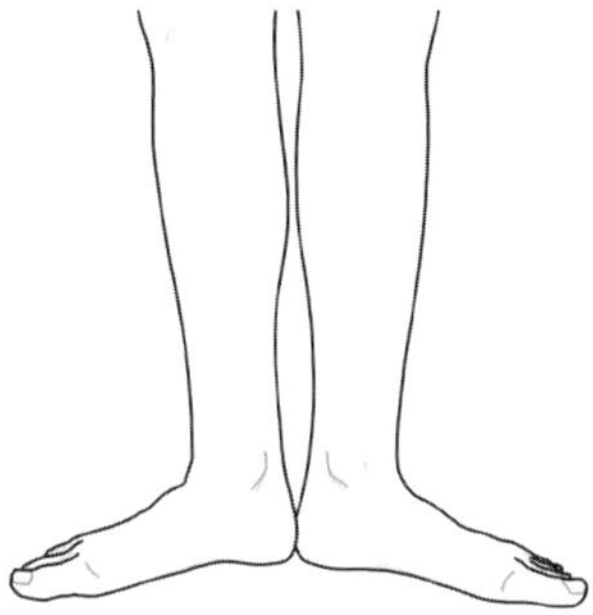

◇ アドバイス ◇

❶ 右、左同時につま先を外側へ開いた時、膝を少し外側へ向けて曲げると安定感があります。

❷ 吸う息で、膝、太もも、腰を伸ばしていきますが、熟達者はこの時、肛門を締め、肩の力を抜いて喉を締め、吸った息を止めて「マニプーラ・チャクラ」（161 頁）へ意識を集中し、「ムドラー」（178 頁）にするとよいでしょう。気が充実します。このように足の基本体操は、ムドラーへとつながる奥の深い体操となっていきます。

① 山の体位で立ち、手を腰にあてます。

② 右足つま先を基点として、右の踵を、息を吸いながらゆっくりと右外側へ開きます。右足親指と左足親指は向き合わせにします。腰が踵の開きについていかないようにします。

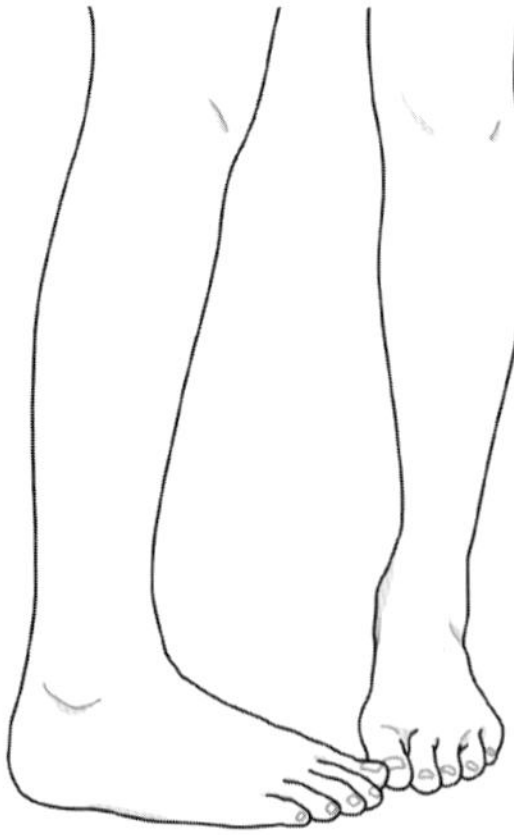

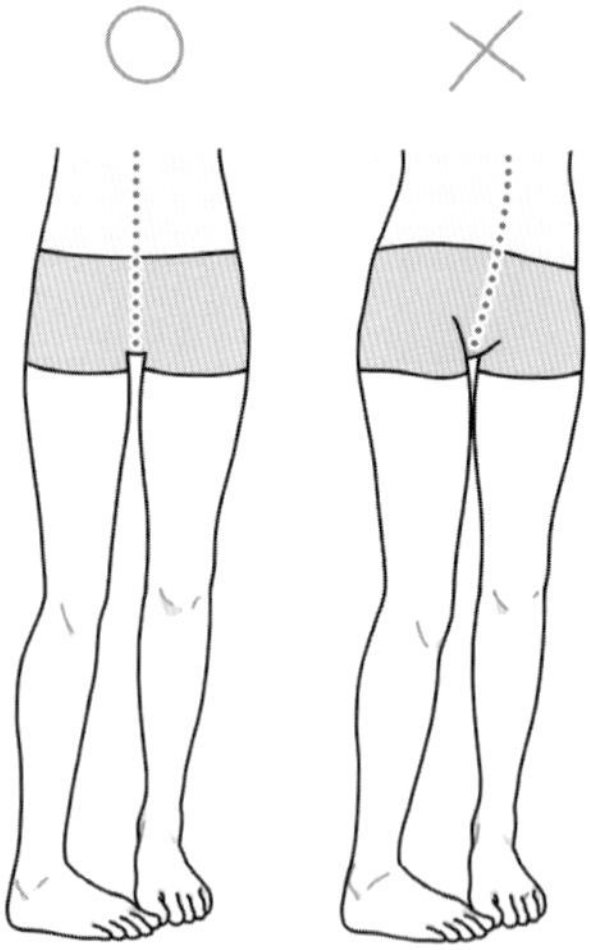

③ 十分に開き終ったら、少しの間息を止めて保ちます。両脚を伸ばし、腰から上は正面に向けます。

④ 息を吐きながらゆっくりもどし、体をゆるめます。

⑤ 左踵も同様に行います。

⑥ 次に右、左同時に行います。この時少し膝を内側に向けて曲げ、徐々に吸う息で両膝、両脚、腰を伸ばします。息を少しの間止めて保ちます。

⑦ 息を吐きながらゆっくりもどり、全身をゆるめます。

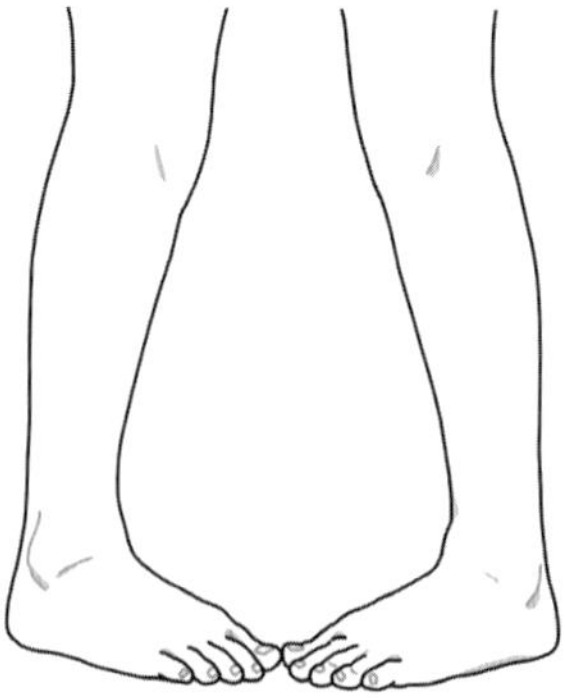

21 足の基本体操
腰をおろしてゆく体操

① 山の体位で立ち、胸の前で合掌します。

② 息を吸いながら、合掌した両腕をまっすぐ頭の上に伸ばしていきます。

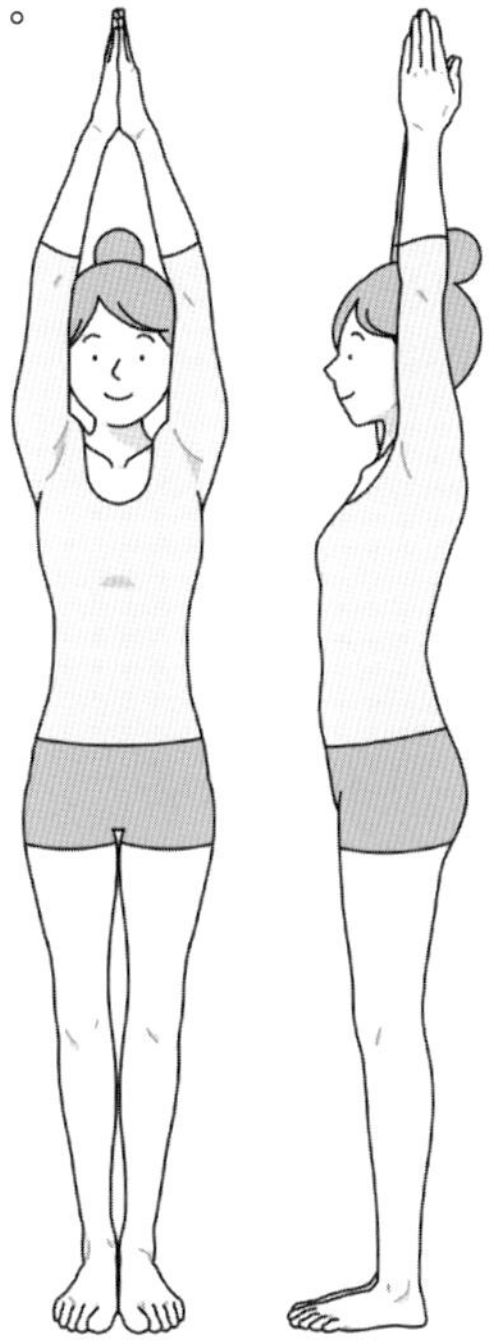

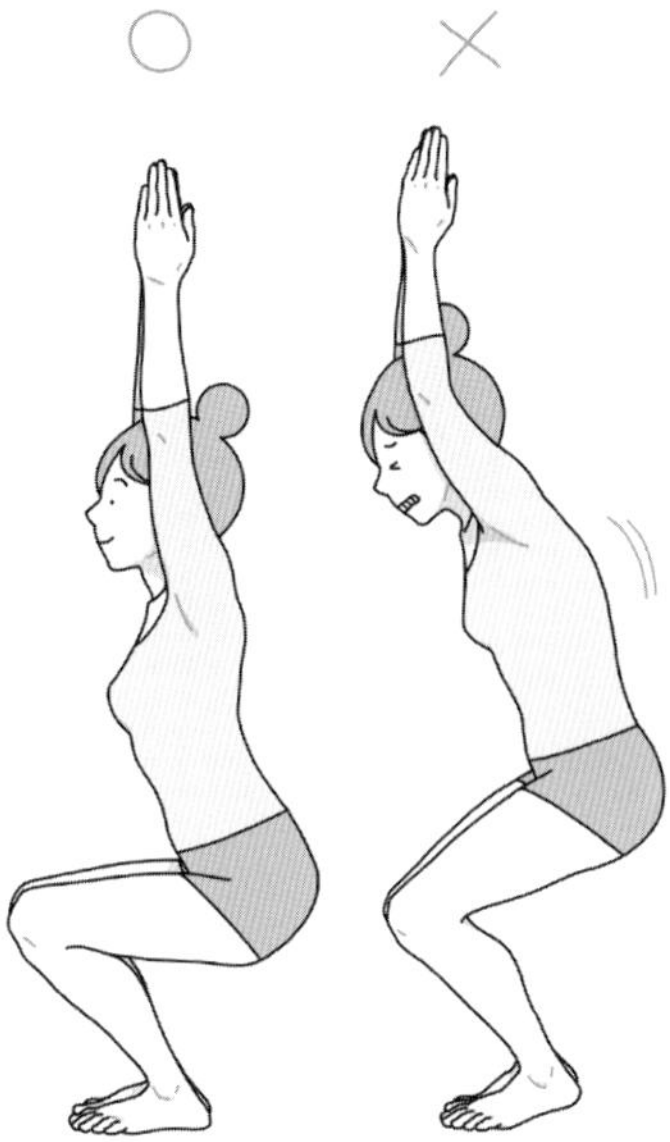

③ 両膝を揃え、体が前傾しないように気をつけて、吐く息でゆっくり腰をおろしていきます。太ももが床と平行になるのが理想です。軽い呼吸をしながら5秒から 10 秒間保ちます。この時、踵が床から浮き上がらないようにしてください。

④ 息を吸いながら、ゆっくり脚、腰を伸ばし元にもどります。

⑤ 吐く息で合掌の手をおろし、体をゆるめます。この体操は1回とします。

22 腰を上下させる体操

① 山の体位で立ち、つま先は60度に開いて、手は腰にあてます。

② 息を吸いながら踵を高く上げます。

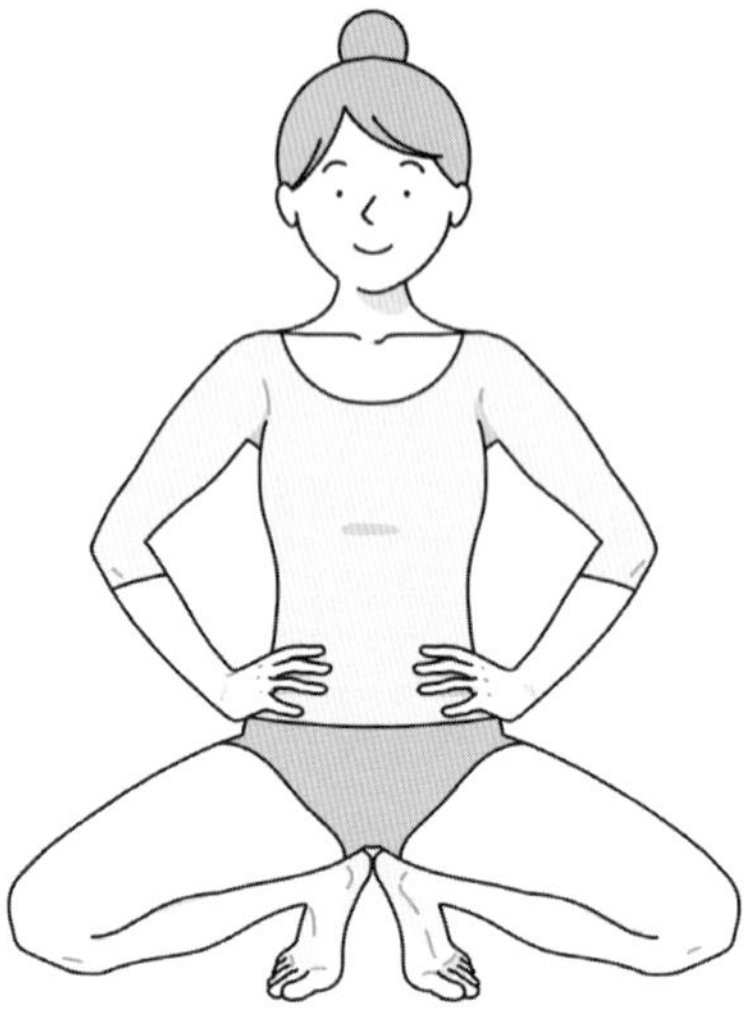

③ 息をゆっくり吐きながら膝を開いて、上体は前傾させず、踵はつけて腰を下げていきます。お尻をつま先立ちになっている踵におろし、普通呼吸をしながら少し保ちます。

④ 息を吸いながらゆっくりと腰を上げ、つま先立ちになり、吐く息でゆっくり踵をおろします。この体操は２回行います。

◆手の基本体操

四つの体操からできています。

手の基本体操を行うことで、手の指先、手首、肘、肩関節、肩甲骨、胸郭、頚椎、胸椎等によい刺激が入ります。こまやかな、時にダイナミックな動きは、胸から上の各部位や、脊髄、脳にもよい効果を与えます。

血液の循環がよくなり、各関節の動きをよくし、肩こり、頭痛を治し、呼吸器を活性化させ、猫背の予防にもなります。

はじめは呼吸と動きを規制せずに行い、何度かやっている間に、自然に呼吸が動きをいざなって、心地よくできることに気づきます。手の指先、手首、腕のこまやかな動きによって、どこへどんな刺激が入ってくるのか、また、そのあとにゆるめることで、体に入った緊張はどんな興奮をともない、ゆるんでいくのか、これらを大切に感じて行うことで、手の基本体操のよさと深さに引き込まれていきます。

① 山の体位で立ち、つま先を 60 度くらいに開きます。

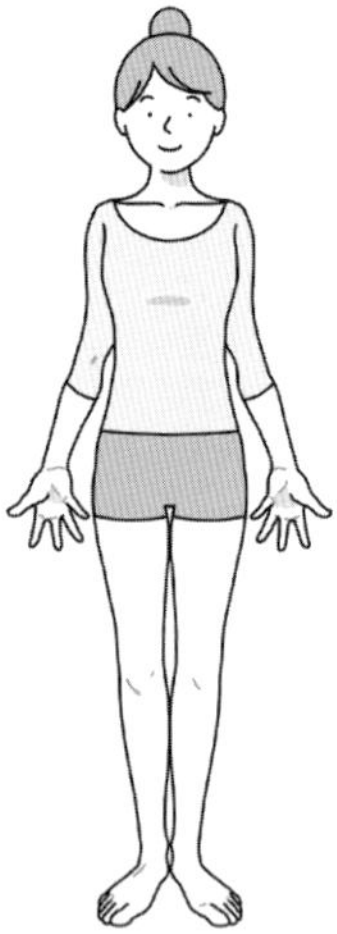

② 息を吸いながら、両腕を体側から少し離し、手の平を前に向け、指の間を十分に開き、指先に緊張を入れます。

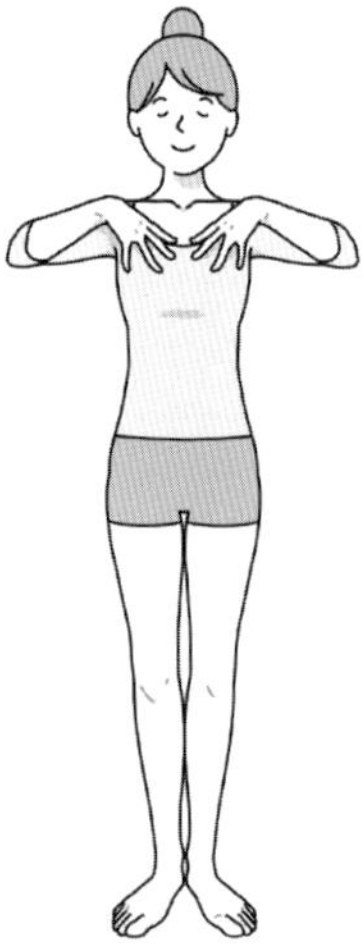

③ 吐く息でゆっくり両手の平を胸に持ってきて、緊張を入れた指先をゆるめます。

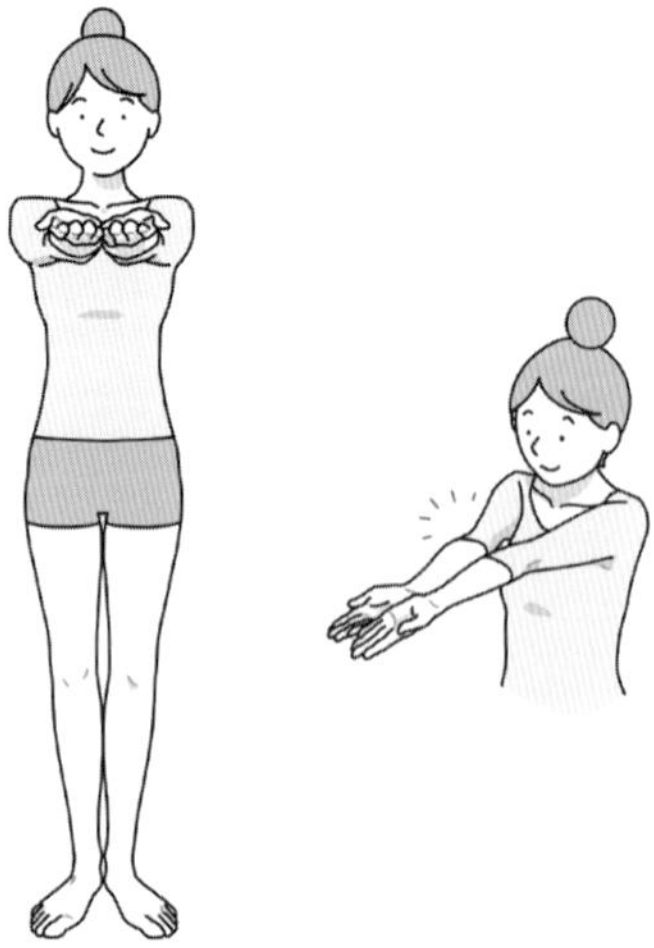

④ 息を吸いながら手の平を上に向け、肩の高さで両腕を十分に前に伸ばします。息を止め、両肘をつけようとします。

23 手の基本体操
手の甲で合掌する体操

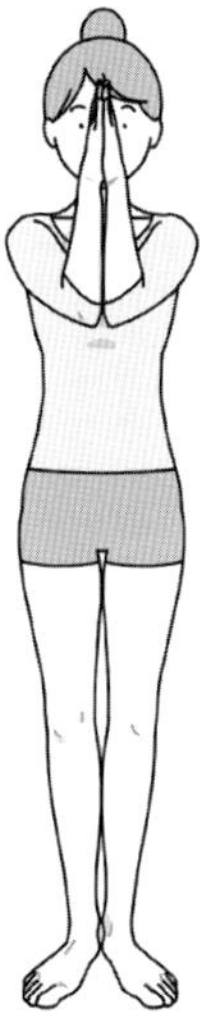

⑤吐く息で肘を折り、両肘をつけ、顔の前で合掌します。

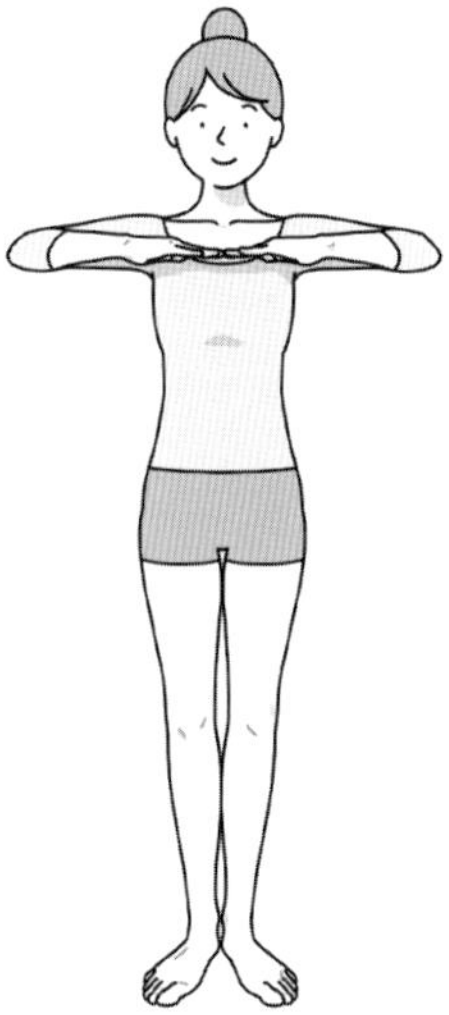

⑥息を吸いながら肘をゆっくり開き、次に中指をつき合わせにし、腕は水平となります。

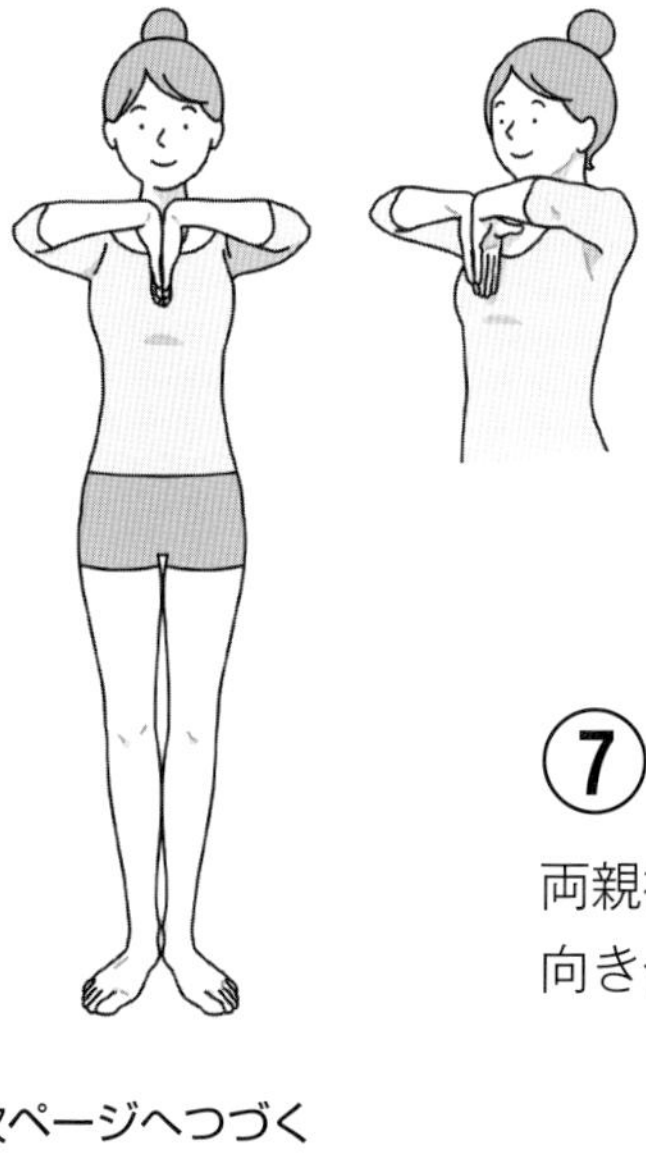

⑦吐く息で手の指関節を一ふし一ふし折り、最後に手首関節を折ります。
両親指は揃えて喉のくぼみへ向け、手の甲は向き合わせにし、４本の指は下に向きます。

次ページへつづく

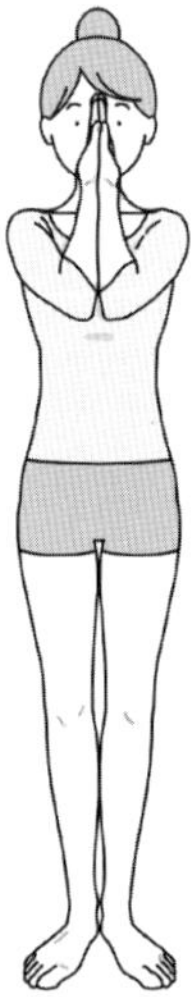

⑧ 続いて吐く息で手の甲を合わせたまま指先を胸側から上方へ回転させ、肘をつけて手の平を外側に向けた合掌を作ります。この時、両肘をやや持ち上げ、肩関節を前に押し出すと、外向きの合掌がやりやすいです。

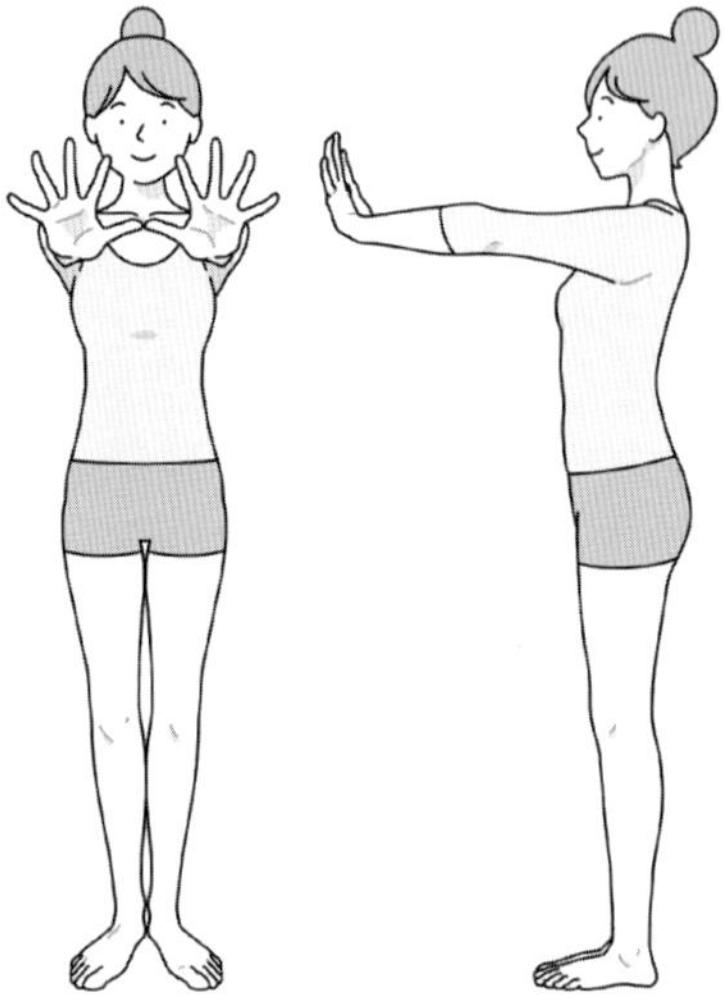

⑨ 吸う息でゆっくりと通常の合掌にもどし、両腕を肩の高さで前に伸ばし、息を止め手首関節を折り、手の平を前に向け、指を十分に開きます。

⑩ 吐く息で両手を胸に戻し、ゆっくりおろし、体をゆるめます。

肩甲骨をよせる体操

① 山の体位で立ち、つま先を60度くらいに開きます。

② 息を吸いながら、両腕を体側から少し離し、手の平を前に向け、指の間を十分に開き、指先に緊張を入れます。

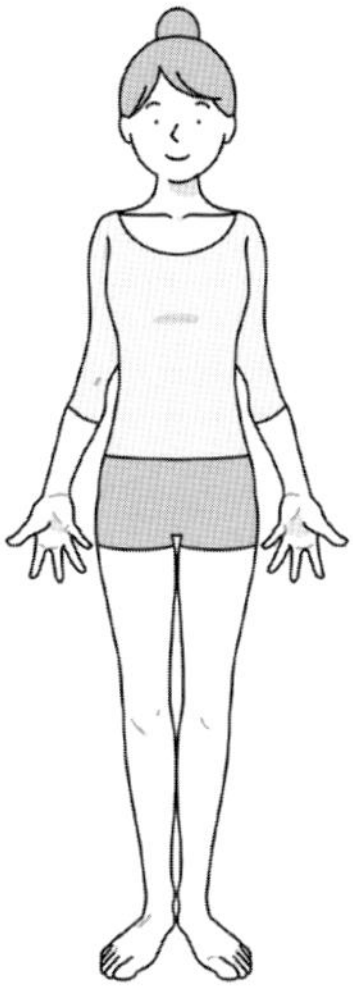

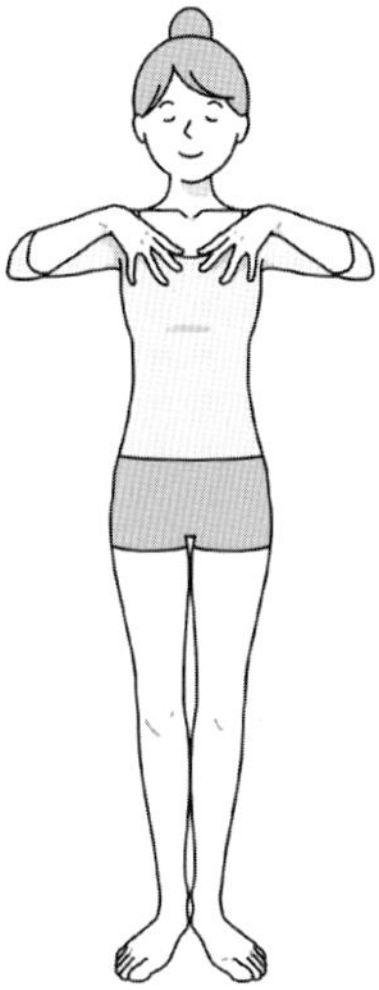

③ 吐く息でゆっくり両手の平を胸に持ってきて、緊張を入れた指先をゆるめます。

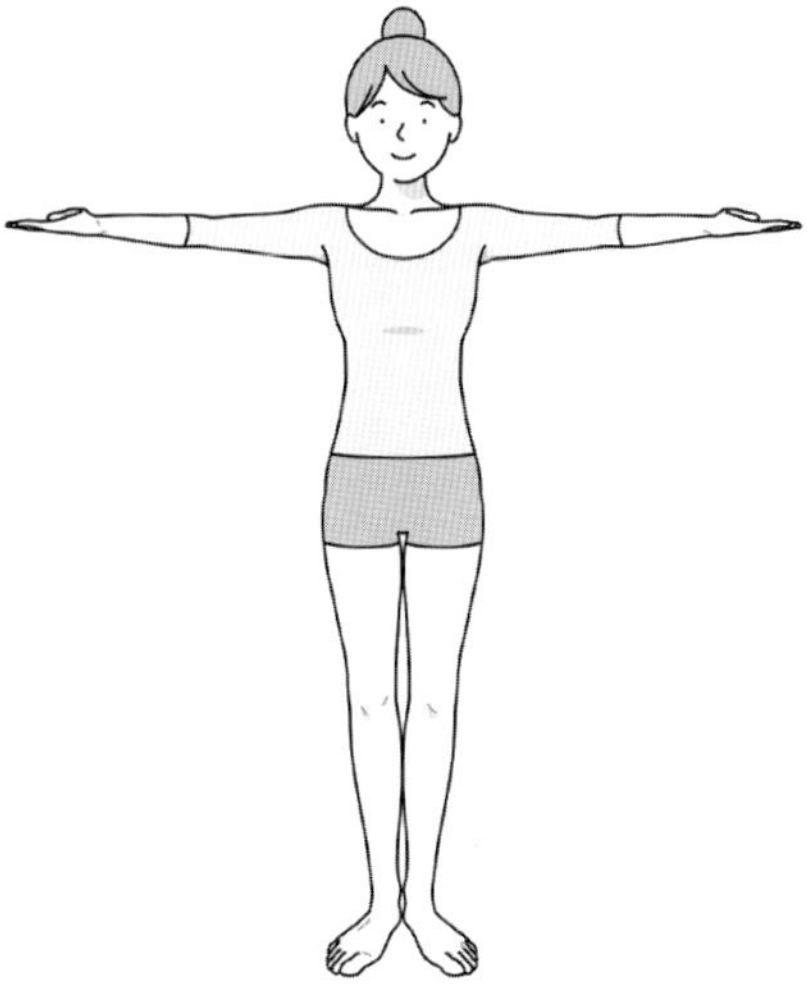

④ 息を吸いながら、両手の平を上に向けて肩の高さで前方に伸ばし、そのまま肩と水平に真横に伸ばします。
この時、吸い入れた息が胸から手の指先へ流れていくとイメージし、十分に伸ばします。

次ページへつづく

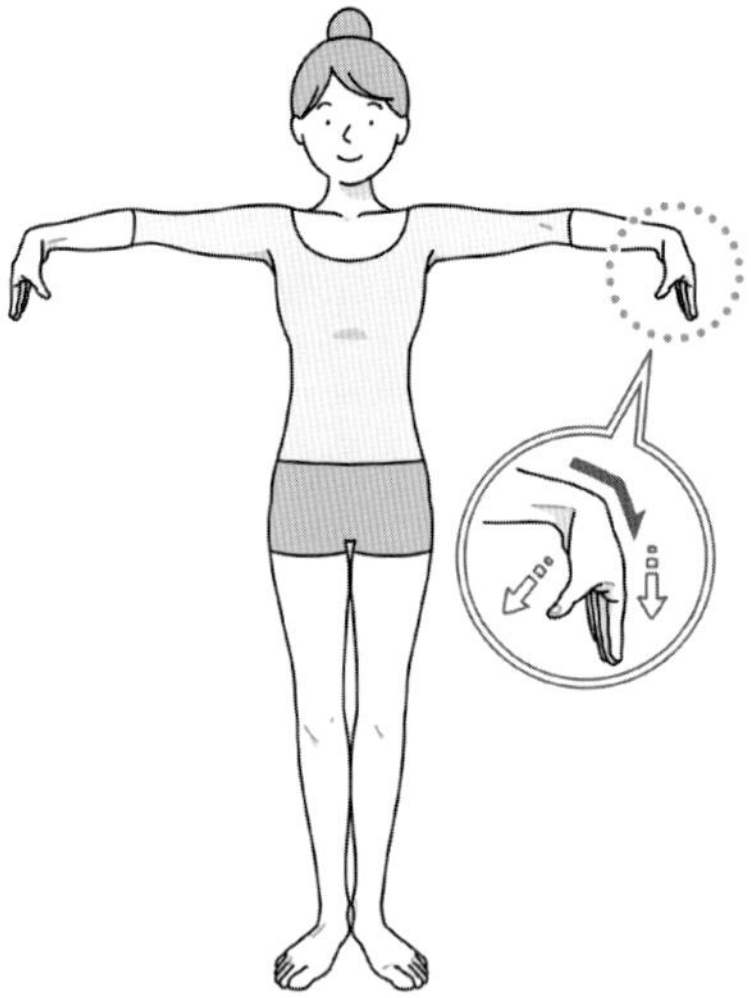

⑤ ５本の手の指を閉じ、真横に伸びている手の平を下に向け、手首関節を折り、４本の指は揃えて下に向け、親指は体側に向けます。

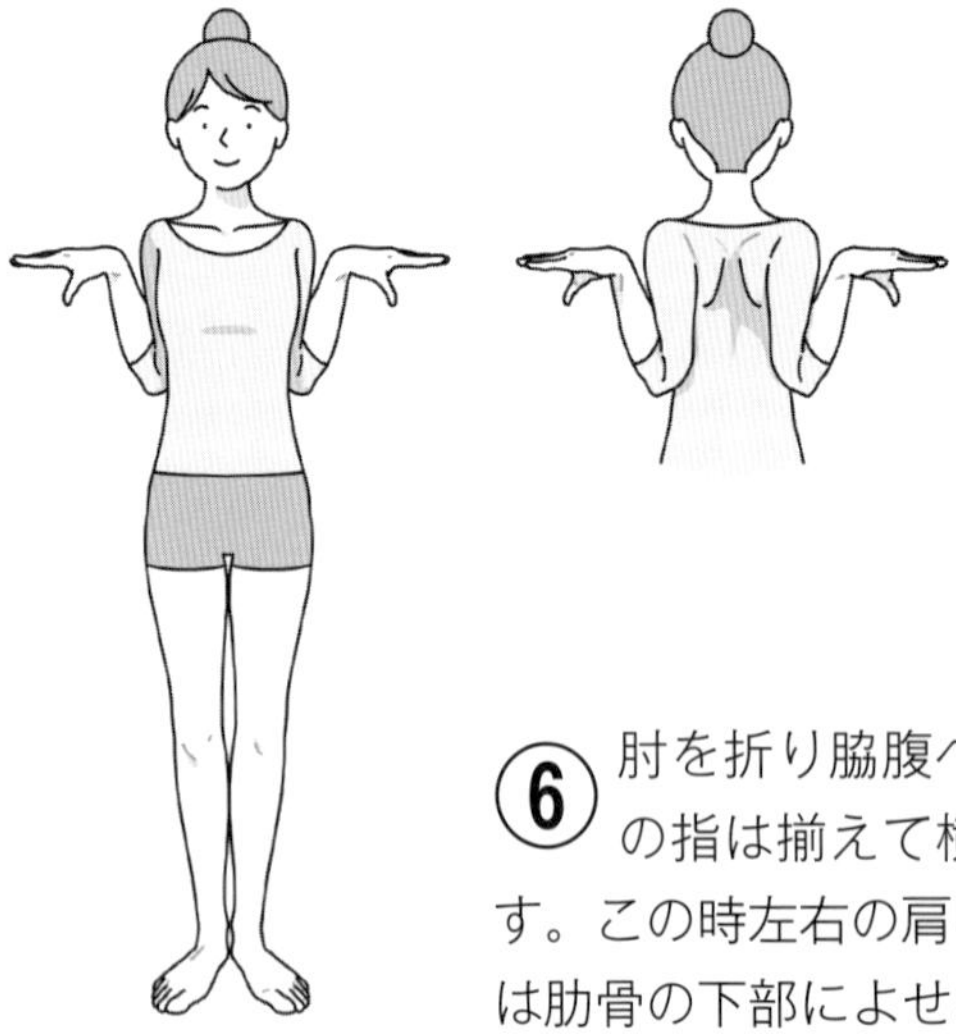

⑥ 肘を折り脇腹へ引きよせます。４本の手の指は揃えて横向き、親指は下に向けます。この時左右の肩甲骨は引きよせられ、両肘は肋骨の下部によせ、肩を低くおとします。

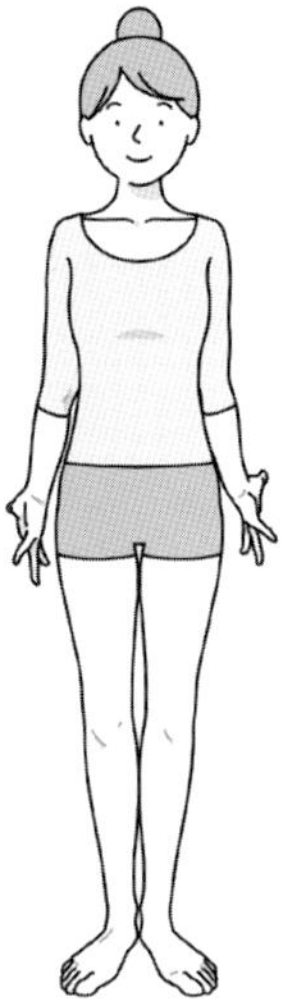

⑦肘を引きつけ、横に向いている両手を回転させ、指先が肩にふれたあと、吐く息で力を抜きながら両腕をおろします。続いて、吸う息で両腕を両脇に沿わせるようにし、手の平を外側に向け、手の指をしっかり開きます。

⑧息を吐きながら、外向きの手の平を内側に向け、指を閉じ、体をゆるめます。指先の血液の循環の良さが、じーんと感じられます。

①山の体位で立ち、つま先を 60 度くらいに開きます。

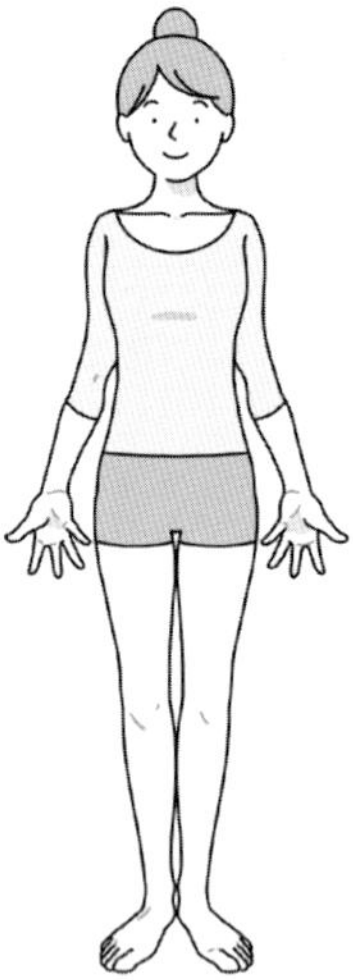

25
肘を前後に回転させる体操

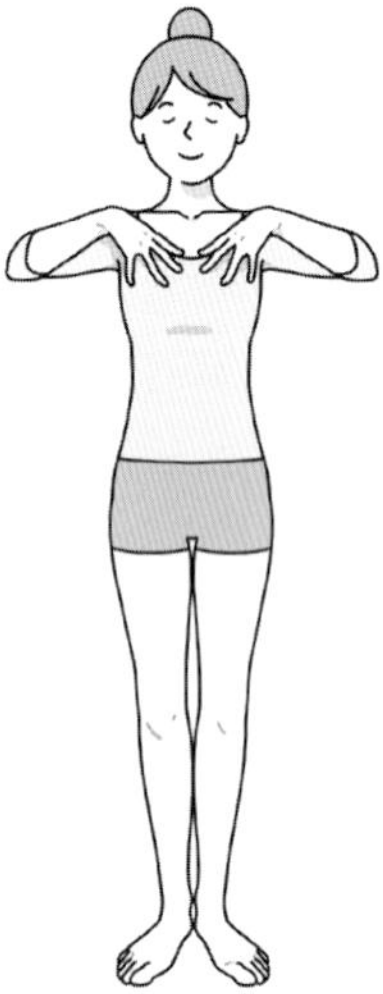

②息を吸いながら、両腕を体側から少し離し、手の平を前に向け、指の間を十分に開き、指先に緊張を入れます。

③吐く息でゆっくり両手の平を胸に持ってきて、緊張を入れた指先をゆるめます。

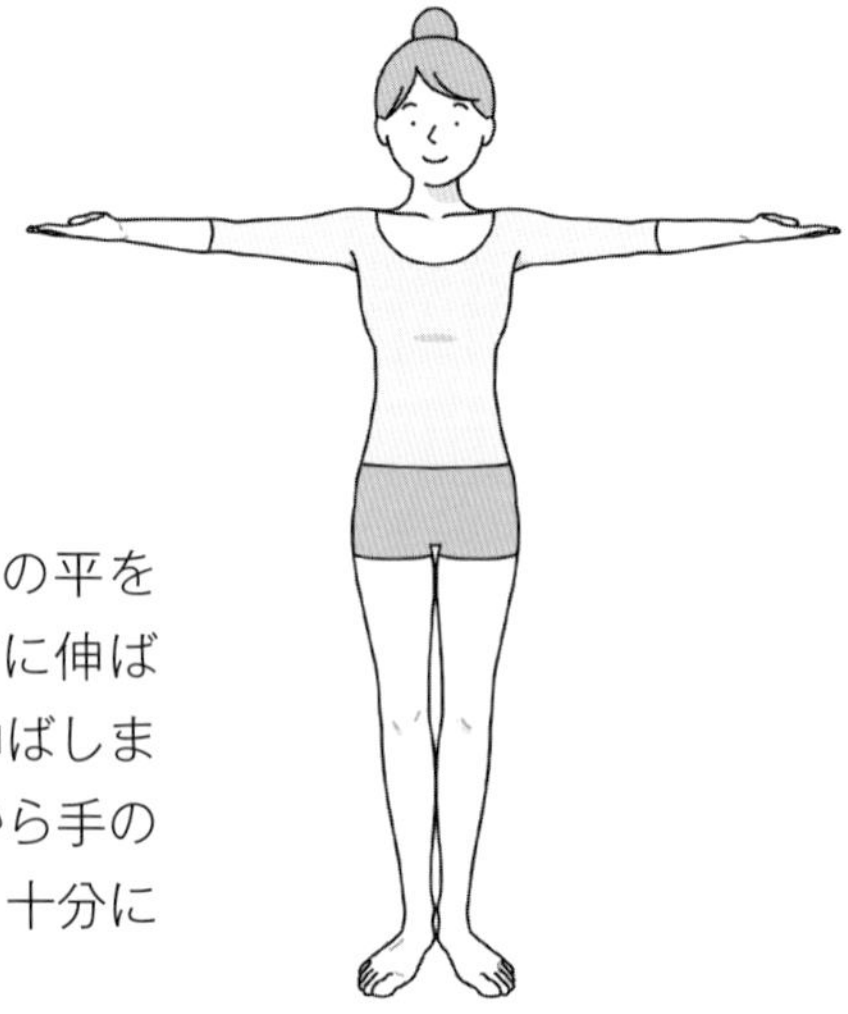

④息を吸いながら、両腕を手の平を上に向けて肩の高さで前方に伸ばし、そのまま肩と水平に真横に伸ばします。この時、吸い入れた息が胸から手の指先へ流れていくとイメージし、十分に伸ばします。

25 手の基本体操
肘を前後に回転させる体操

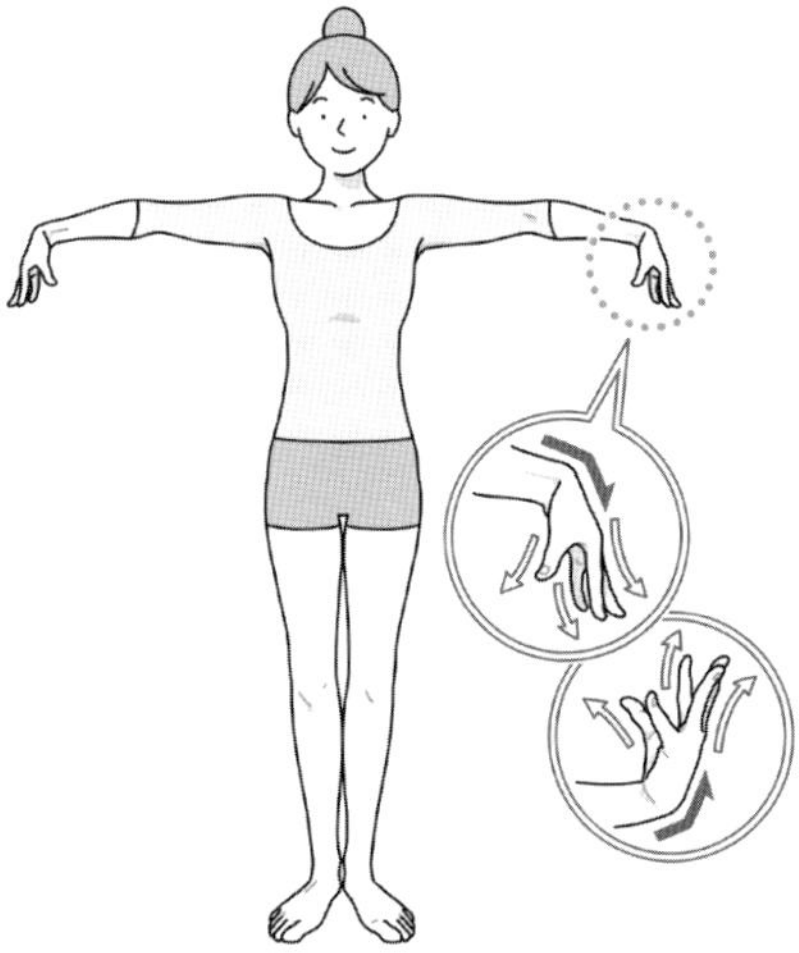

⑤吸い入れた息を止め、上に向いている両手の平を下に向け、手の平をすぼめ、指先の緊張を抜かずに下向きの蓮華《れんげ》の花の形を作ります。

⑥指先の緊張は入れたまま、蓮華の花の形の指先を上向きにし、次に肘を折り、指を肩の上におき、ゆっくり息を吐きながら両肘を胸の前で合わせます。

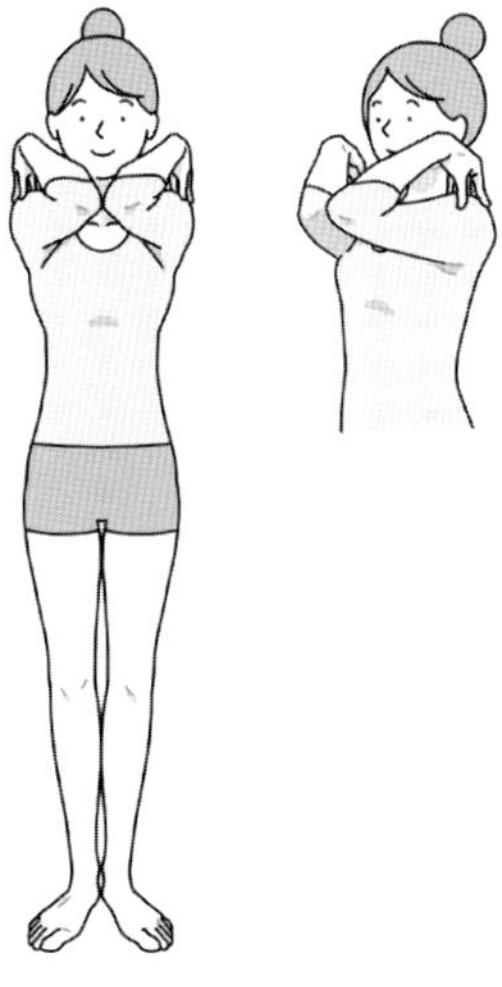

⑦息を吸いながらゆっくり胸を広げ、両肘を上にあげ、息を吐きながら肘を後ろから下におろして１回転します。この繰り返しをあと２回行います（03 肩関節の動かし／ 29 頁参照）。

⑧次に吸う息で両肘を後ろから上にあげ、吐く息で両肘を前で合わせます。この繰り返しをあと２回行い、最後に両腕をおろし、体をゆるめます（03 肩関節の動かし／ 30 頁参照）。

26 組んだ手をうなじにあてて胸を開く体操

① 山の体位で立ち、つま先を60度くらいに開きます。

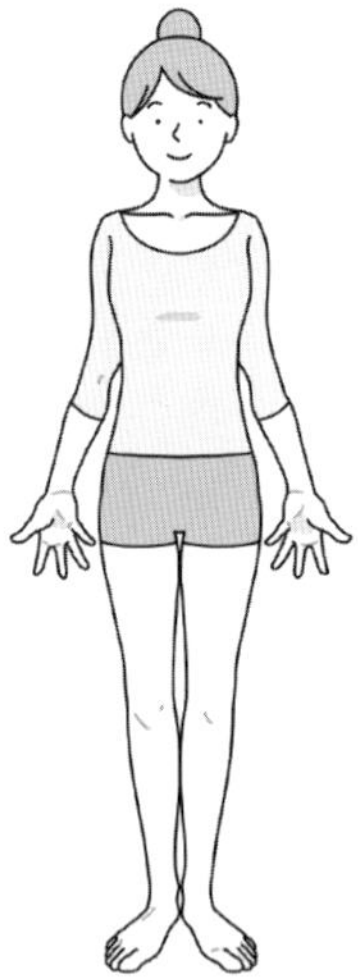

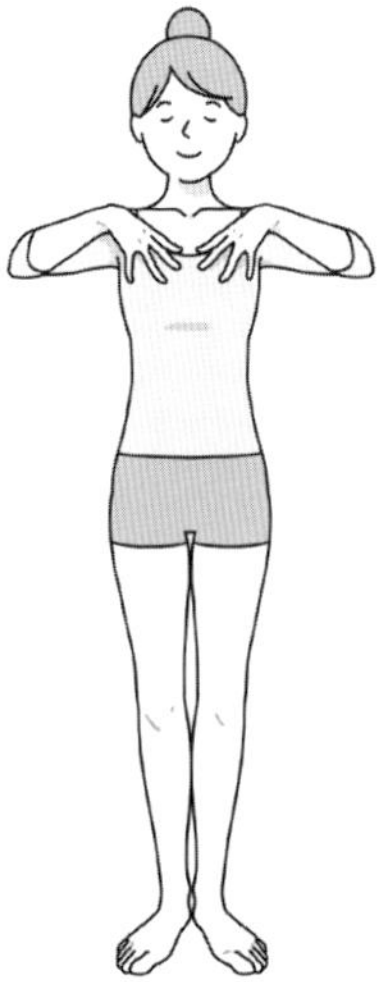

② 息を吸いながら、両腕を体側から少し離し、手の平を前に向け、指の間を十分に開き、指先に緊張を入れます。

③ 吐く息でゆっくり両手の平を胸に持ってきて、緊張を入れた指先をゆるめます。

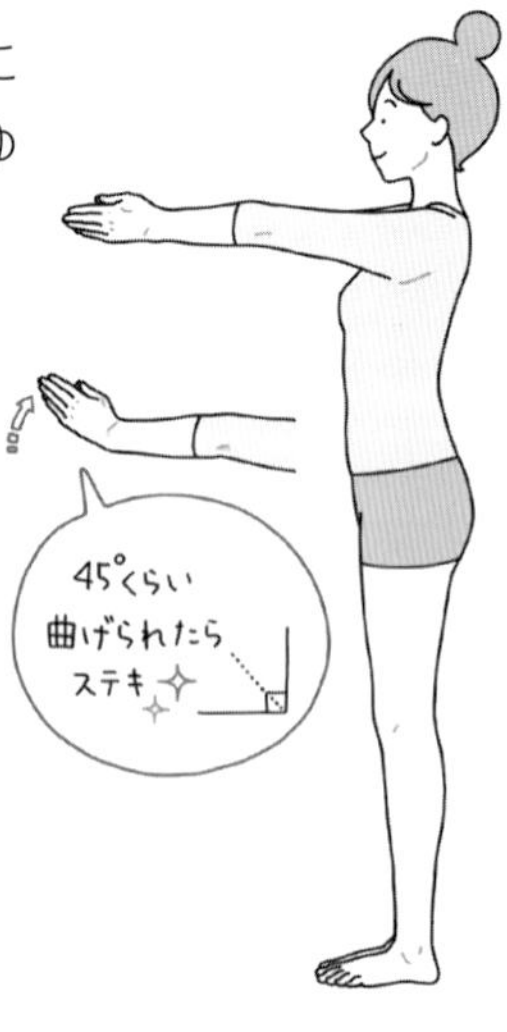

④ 息を吸いながら、手を肩の高さでまっすぐ前に伸ばし合掌します。

⑤ 両腕を伸ばしたまま、吸った息を止めて、合掌の手の指先を45度斜め上に向けます。

26 手の基本体操
組んだ手をうなじにあてて胸を開く体操

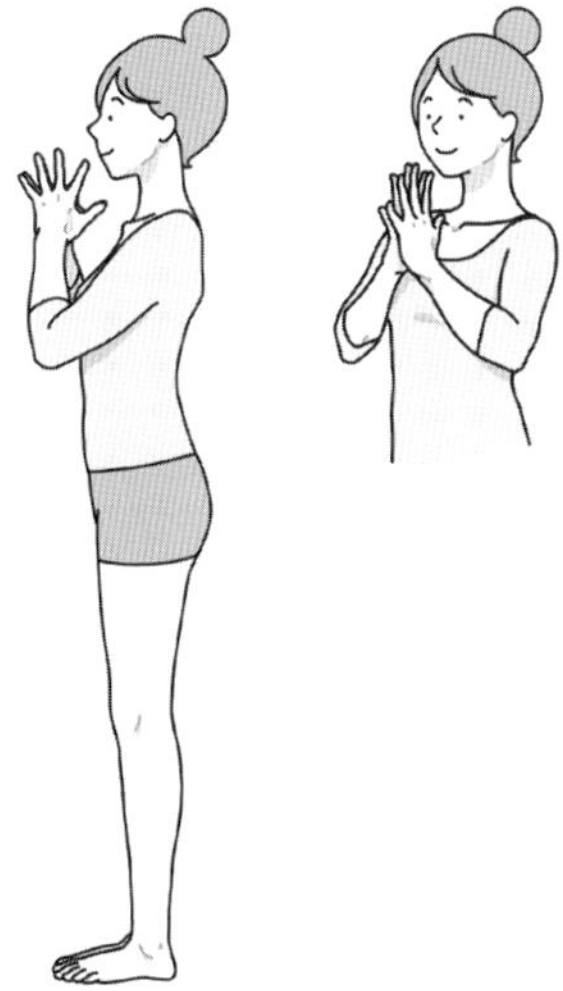

⑥ 吐く息で合掌の手を胸にもどし、手の指の間をよく開きます。

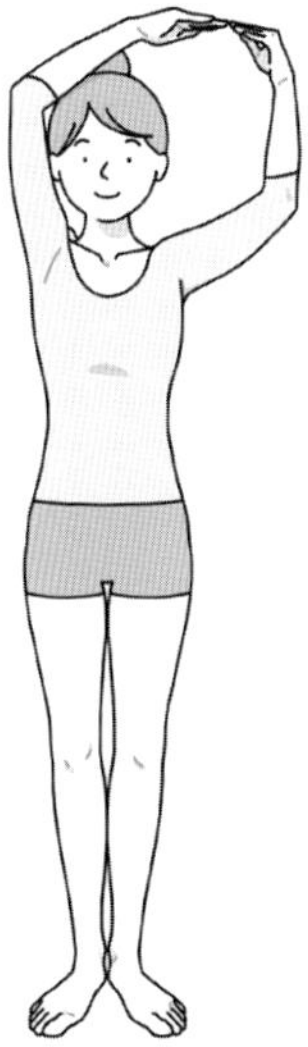

⑦ 開いた指を閉じ、息を吸いながら合掌の手を頭の上に伸ばし、中指をつき合わせにします。

⑧ 吐く息で左へ腕を傾け、右側面を伸ばします。次に吸う息で上に伸ばし、吐く息で右へ傾けて左側面を伸ばします。

次ページへつづく

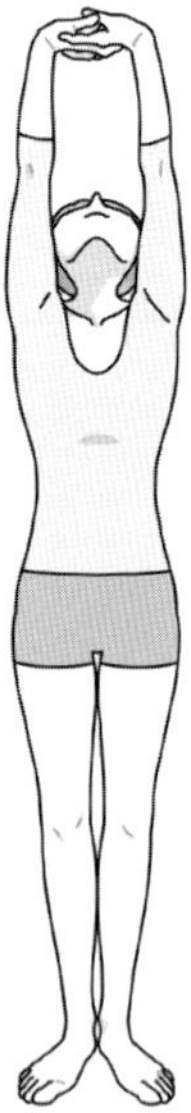

⑨ 吸う息でもどり、両手の指を組んでひっくり返し、上に伸ばして組んだ手の甲を見上げます。

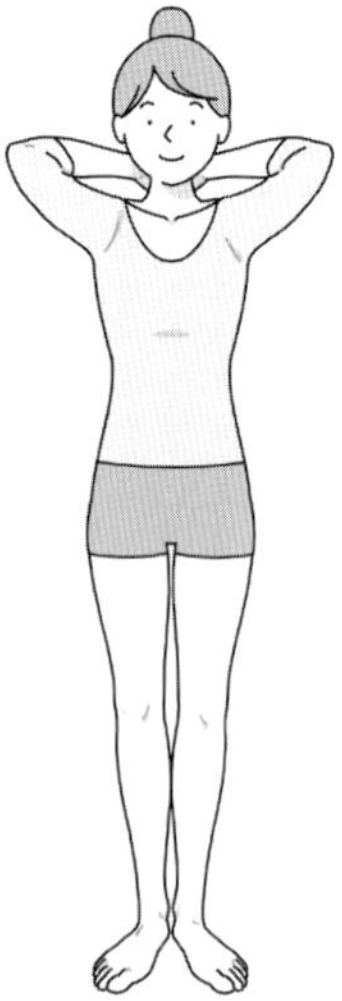

⑩ 吐く息で組んだ両手をうなじにあてます。息を吸いながら胸と両肘を広げます。

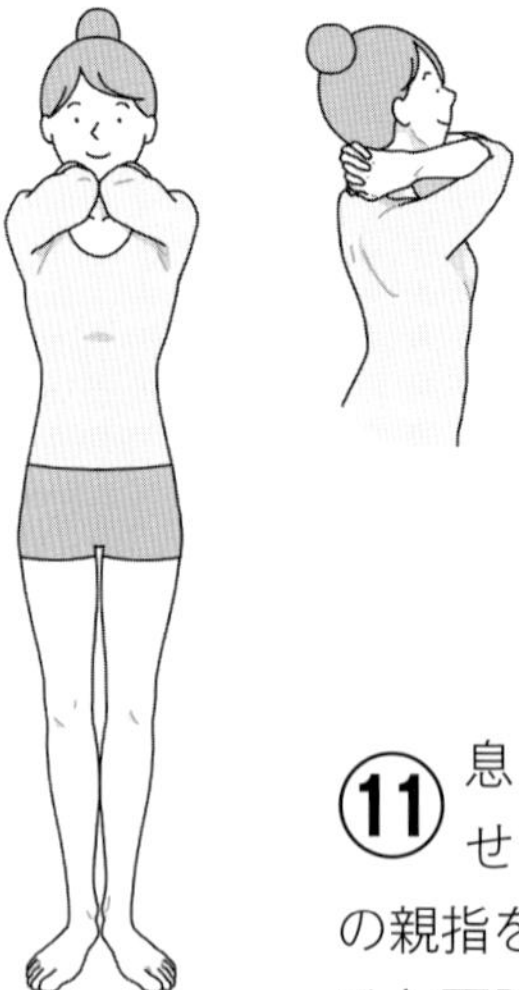

⑪ 息を吐きながら両肘をゆっくり顎の下で合わせます。この時、うなじで組み合わせた両手の親指を離さないようにします。顎を上げ気味にすると両肘が前で合わせやすくなります。

26 手の基本体操
組んだ手をうなじにあてて胸を開く体操

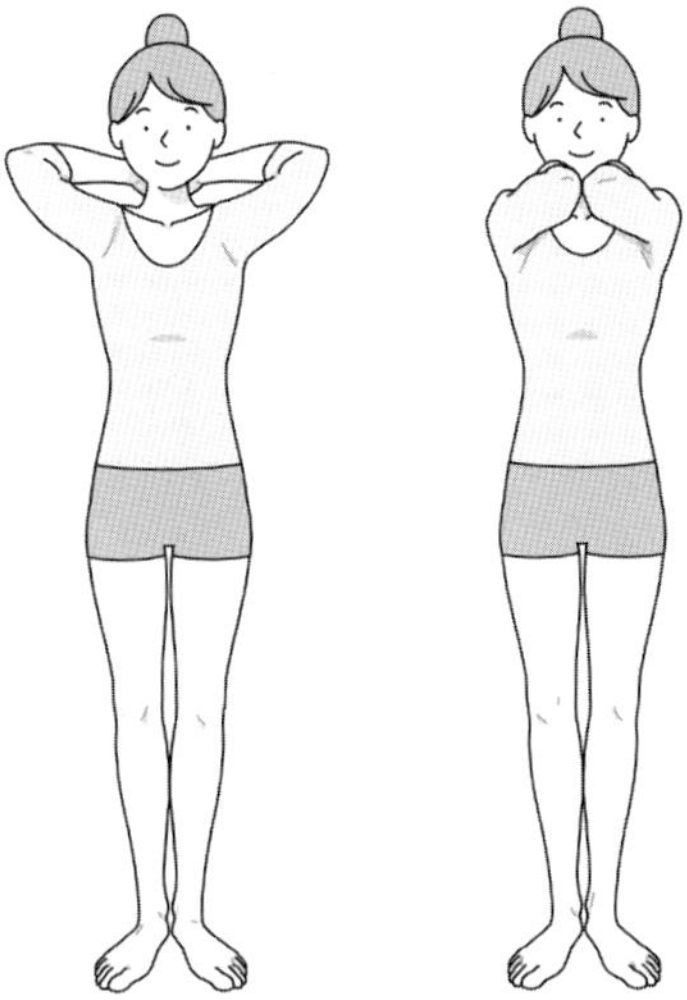

⑫ 呼吸に合わせて、息を吸いながらゆっくりと両肘を広げて胸を開き、息を吐きながら両肘をゆっくり顎の下で合わせます。3回行います。

⑬ 組んだ両手の指を解き、手を肩から胸へと静かにおろし、体をゆるめます。

◇ アドバイス ◇

手の体操は動きが複雑です。こまやかな動き一つ一つに大切な刺激が入っていますので、省略しないでおやりください。

森忠幸のヨーガの基礎知識❷　アーサナとは

『ヨーガ・スートラ』や『ハタ・ヨーガ・プラディーピカー』などのヨーガ教典の原本は、サンスクリット語で書かれています。サンスクリット語は古代インドから使われてきた文章語で、したがって、ヨーガやアーサナなど、ヨーガに関する用語はすべてサンスクリット語です。

アーサナとは、サンスクリット語の「坐る」という意味の動詞「アース」からできた言葉で、本来アーサナは文字通り「坐法」を意味しています。アーサナは瞑想を目的として生まれた言葉ですから、当初は「坐法」でよかったのですが、ヨーガの行法がだんだん複雑になってきて、立って行う体位法や寝て行う体位法、その他いろいろな体位法も、アーサナと呼ばれるようになりました。現在では手や足をいろいろな形に組む体位をアーサナと呼んでいます。

それではアーサナの数はどれくらいあるのでしょうか。

『ゲーランダ・サンヒター』という教典には、生きものの数だけあると書かれ、八百四十万種類の数があげられています。また、別の原本では八千四百万種類ともいっていますが、いずれにしろ、このうちの三十二のアーサナが人間に卓効のあるものとされています。

さらに、『シヴァ・サンヒター』や『ハタ・ヨーガ・プラディーピカー』では八十四という数字を表しています。このうち具体的な名前を三十二種類あげていますが、現在われわれがやっているアーサナとは趣の違ったものもあります。

この本では、バンダやムドラーを含めて有効なアーサナを角田照子先生が精選して解説しています。

第4章　ヨーガ実践編

体位法（アーサナ）

体位法（アーサナ）について

ヨーガの体位法は星の数ほどあるといわれています。それを具体的に数字で表すと八千四百万。凝縮して八十四。さらに絞って三十二。究極は「三」といわれています。それは「前屈」「反り」「ねじり」です。そして最後の一つは「坐」です。背骨を限りなくまっすぐに立て、安定した美しい坐で瞑想へと入っていきます。

逆に、凝縮した最後の一つである「坐」から、三、三十二、八十四……と、体位法は無限に広がっていきます。

「前屈」「反り」「ねじり」の三つの体位を、人間の生命の原点に立ちもどって考えてみましょう。

◆前屈

お母さんのお腹に宿った赤ちゃんは、頭を下にし、背骨をわん曲させ、足首を交差し、両脚は腹部にあて、折り曲げた両腕は顔へ付けています。ヨーガには「胎児の体位」（ガルバ・ピンダ・アーサナ）があります。「ガルバ」は子宮、「ピンダ」は胎児のことです。このような前屈の体位で、赤ちゃんは十か月余、お母さんにあたたかく見守られ、育まれていきます。

「前屈」の原点はここにあるのです。

前屈の体位を行っていておだやかな安らぎへといざなわれていくのは、なつかしい記憶の原点へ回帰していくからなのでしょう。

したがって、前屈系の体位は、自律神経の副交感神経への働きが優位となっていきます。

◆反り

月満ちて、待ちに待った赤ちゃんの誕生です。赤ちゃんは背中を伸ばし、仰向けにスヤスヤと眠り、泣き、母乳をたっぷり呑み、寝ています。しばらくすると手足の動きが活発となり、首もしっかりとし、四～五か月過ぎるとごろりと寝返り、うつ伏せになります。そのうちに両手、両腕で自分の体を支え、重い頭を持ち上げ、「コブラの体位」（109頁）の反りの動きを繰り返し行い、頸椎、胸椎、腰椎が強くなっていきます。自分の体で行動する意欲がおき、「ハイハイ」ができるようになります。行動的、意欲的な動きの反りは、自律神経の交感神経に働きかけていきます。

◆ねじり

「ハイハイ」ができるようになると、脚、腰、背骨がしっかりとし、両脚を伸ばして背骨を立てて坐るようになります。後ろでお母さんの声がすると背骨をねじって振り返り、欲しいものがあると背骨をねじりながら手を伸ばしてつかもうとします。自我と智恵が湧いてくる、心身のすばらしい成長期です。

脚、腰、背骨が強くなり、やがてつかまって立ち、伝わり歩きをし、お誕生日頃には二本脚で立ち、「よちよち歩き」ができて、人間の特権である「二本脚歩行」ができるようになります。

赤ちゃんの誕生から二本脚歩行ができるまで、短期間でのめざましい成長の中で行われた「前屈」「反り」「ねじり」の三つの体位を修習し、それに「倒立系の体位」「体側を伸ばす体位」「バランスの体位」「完全弛緩の体位」を加えてください。さらに、その他の体位法として、「ライオンの体位」「太陽礼拝」をおすすめします。

数ある体位法の中から、これらのやり方を説明していきますが、まず最初に、ヨーガの体位法の中で最もむずかしいとされている「完全弛緩の体位」(シャヴァ・アーサナ)を解説します。

完全弛緩の体位（シャヴァ・アーサナ）

ヨーガでは心と体をゆるめることを大切にしています。体位法を行ったあとには必ずシャヴァ・アーサナを入れて体をゆっくりとゆるめてください。ゆるめている間に緊張がほぐれ、体位法の効果をこの時にとりこんでいるのです。田畑を耕し、種を播き、草を取り、やがて待ちに待った収穫の時が来る。その収穫のよろこびこそが、シャヴァ・アーサナなのです。

シャヴァ・アーサナは仰向けで脚を伸ばし、全身の力を抜いてだらりと寝ているポーズです。一見やさしそうにみえますが、ヨーガの体位法の中では一番むずかしいのです。「シャヴァ」とは、屍（しかばね）の意味で、魂の去ったあとの、骨格、筋肉、関節、じん帯すべてがだらりとゆるみ、緊張のない状態をいいます。そのあと硬直が始まります。

現代を生きていると、肉体的、精神的に、心配ごと、悲しみ、怒り、恐れなどの緊張が容赦なく入ってきます。シャヴァ・アーサナで、無駄なエネルギーを消費せず、心身のストレスや疲れの解消を行い、大切な体をよみがえらせてください。シャヴァ・アーサナにはいろいろなやり方があります。その中から二つのやり方を説明します。

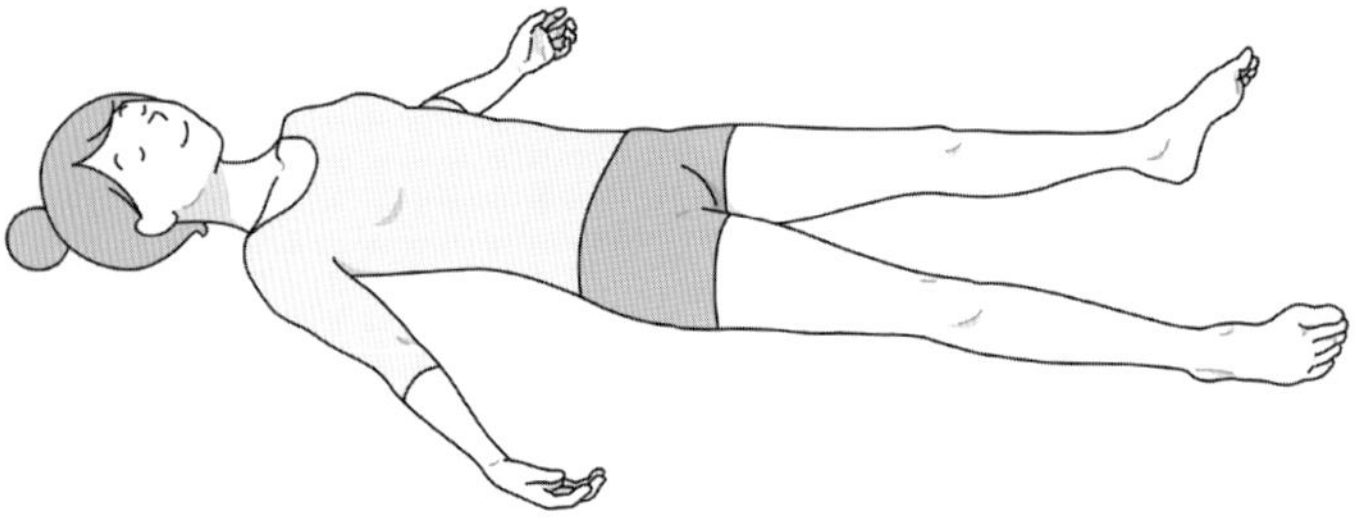

27 部分部分をゆるめてゆく方法

やり方

①仰向けに寝ます。体全体を静かに動かして床に体をなじませます。このとき腰に緊張が残っていると、腰が床から浮き上がります。その時は立て膝をして、腰椎を伸ばし、腰をおとします。

②両脚を骨盤よりもやや広めに開きます。両腕は体から少し離し、手の平は上に向けます。

③両脚をそっと動かして緊張を解き、足の小指の外側を床に落とすようにして足先をゆるめます。次に、足首、ふくらはぎ、膝、太ももをゆるめます。

④吐く息で、腰が重くなり、深く深く沈み込んでゆくとイメージします。腰がゆるむことで、自然に内臓もゆるみます。

⑤肩関節、肩甲骨をゆるめると両腕がゆるみます。肘が重い、手の甲の一部分が重いとイメージし、手の指先までよくゆるめます。

⑥頭をゆっくり左右に動かし、頸椎をゆるめ、喉をゆるめます。奥歯はかみしめず、口元、頬をゆるめます。目の周りが重い重いとイメージし、ゆるめるにつれ目の玉が動かなくなっていきます。目は軽く閉じ、眉間と額をゆるめ

ます。

⑦緊張がどこにも入っていないか、体全体のおさまりがよいかを体に聞きながら、ゆったりとした深めの呼吸をします。特に吐く息は体と心の緊張をほぐします。

⑧自然な呼吸となり、静かな呼吸へと移ってゆくにつれ、体はやわらかく、あたたかくなり、心地よさに包まれます。三分から十分間くらいくつろぎます。

⑨ゆっくりと目を開け、意識をはっきりさせ、手と足の先をそっと動かし、体をめざめさせていきます。

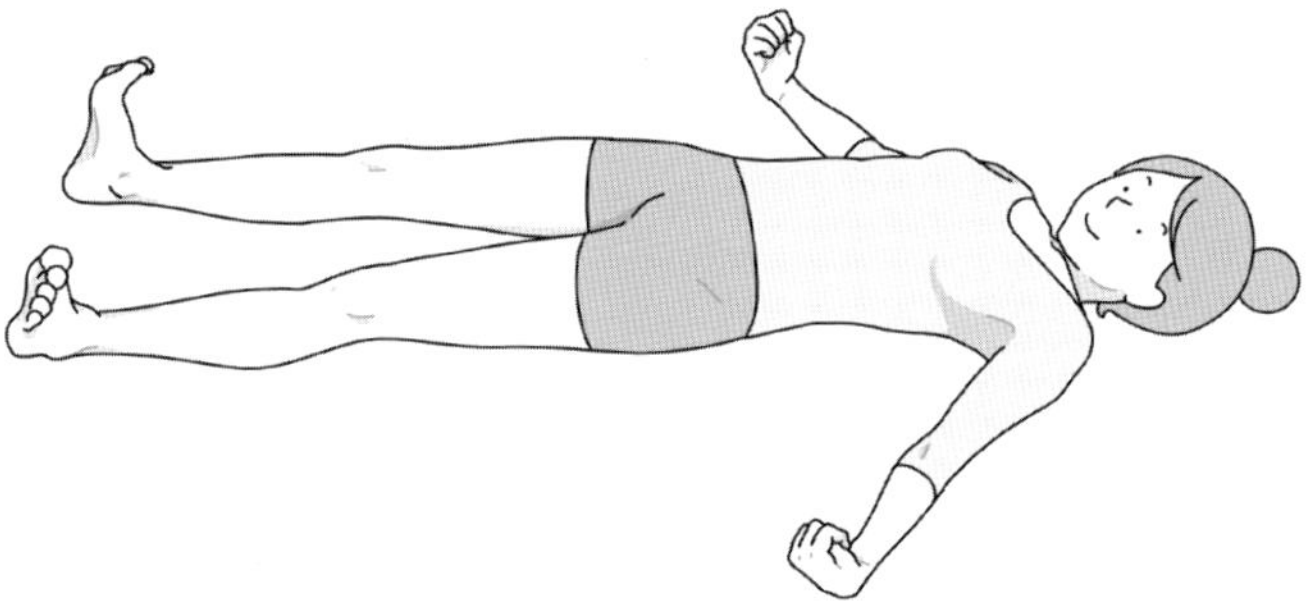

28 意識して全身を緊張させ、ゆるめる方法

やり方

①仰向けに寝ます。吸う息で足先を足首の方へ強く引きよせ、緊張を足先から腰へと上げていきます。
②両手できつく握りこぶしを作り、手首の方へ強く引きよせ、両腕に緊張を入れます。握りこぶしは親指を先に折り、そのあと四本の指を折るようにします。
③顎を喉へ強く引きよせ、全身を緊張の塊にします。
④吐く息で、顎、顔、喉、胸、腕、手の指先、腰、足指の順でゆるめていって、シャヴァ・アーサナへと入っていきます。
⑤ゆっくりと目を開け、意識をはっきりさせ、手と足の先をそっと動かし、体をめざめさせていきます。

◇アドバイス◇

❶シャヴァ・アーサナへの入り方が身についてきたならば、一つ一つの手順をふまずに、すっとリラクゼーションに入れるようにします。
❷シャヴァ・アーサナの途中で、いつしか眠ってしまうことがあります。そ

28 完全弛緩の体位
意識して全身を緊張させ、ゆるめる方法

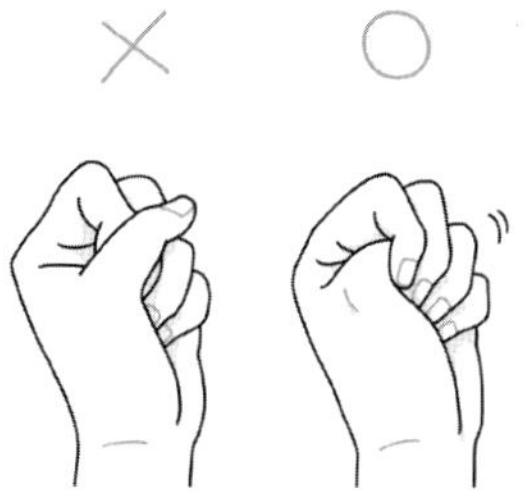

れは決して悪いことではないのですが、眠ってしまってはそれ以上ゆるめることができません。意識は覚醒していて透明なのです。その状態が深く深く続いていくことで、解脱の境地へ入っていくことができるとさえ言われています。

前屈の体位

前屈の体位のねらいは、体の後ろ側をよく引き伸ばすことです。

体位は、立って、坐って、仰向けでといろいろありますが、どれにも共通していることは、背骨をまっすぐ立て、腰を折りたたむ感じで倒していく動きが大切だということです。まるで開いたコンパスを閉じていくように。それには前もって腰椎、胸椎、頸椎への、背骨に反りの入る柔軟さが必要です。

初心者、高齢者の方の中で、坐って両脚を前に伸ばし、両腕を伸ばして両足先を持とうとしても手が届かず、無理して持とうとすると膝が上がってしまう人がいます。それは腰が少し曲がって、やや硬くなり、猫背気味になったのが原因です。しかし、このような方でもヨーガを続けることによって、腰の柔軟性を取り戻すことができます。

腰を折りたたみ、背中を伸ばして前屈の体位で普通呼吸をしながら持続をしていますと、健康と関わりのある第二の「スヴァーディシュターナ・チャクラ」（161頁）と第三の「マニプーラ・チャクラ」へ刺激が入り、気力が充実して健康感が高まります。

腹部へ刺激が深く入るので、消化器系統の働きがよくなります。腰が立ち、伸び、動きが柔軟になるので、腰痛がやわらぎます。

前屈の体位は自律神経の副交感神経へ働きかけがあって、心と体の緊張がほぐれ、ゆったりとして落ち着きます。

終ったらシャヴァ・アーサナでリラックスしてください。体はあたたかくやわらかく、心地よさにつつみ込まれていきます。

前屈の体位の全般的な効果

(1) 内臓全般、特に消化器系の臓器によい影響があります。

(2) 腰痛、坐骨神経痛を予防、緩和してくれます。

(3) 股関節、膝関節を柔軟にします。

(4) 骨盤内の血行をよくし、生理痛をやわらげ、泌尿器、前立腺にもよい影響を及ぼします。

(5) 背骨を引き伸ばすので、脊髄神経の働きがよくなり、若返ります。

(6) 自律神経のうち副交感神経が優位になるので、心が安らぎます。

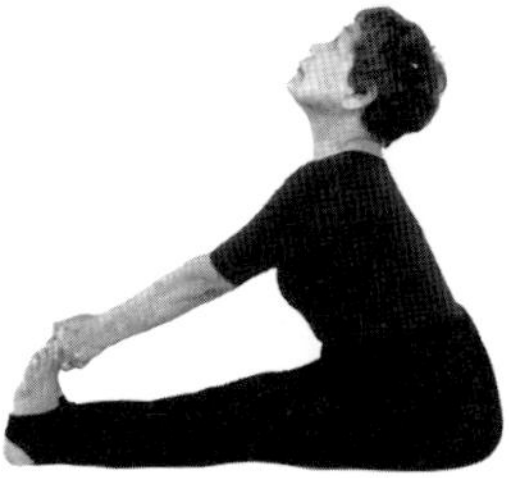
017

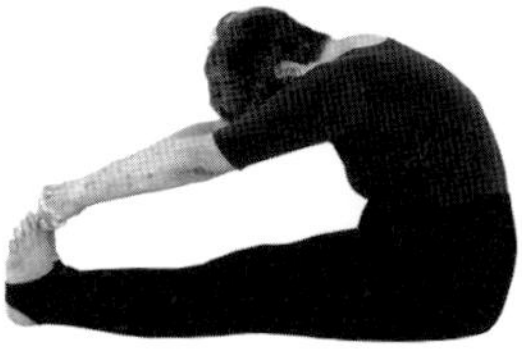
016

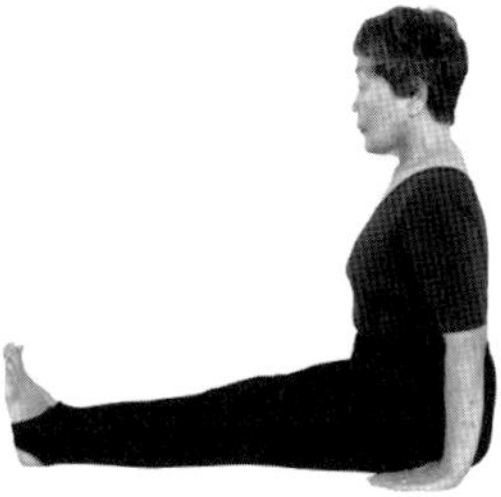
015

29 背中を伸ばす体位（パシチモッターナ・アーサナ）

前屈の代表的な体位で、前屈系体位の基本です。「パシチモ」とは頸椎、胸椎、腰椎、さらに両脚から踵、足裏まで、体の背面をいいます。「ウッターナ」は強く引き伸ばすという意味です。背面の引き伸ばしです。

やり方

① 両脚を揃えて前に伸ばし、腰から背骨をまっすぐに立てて坐ります。《015》
② 両手を伸ばし足の親指を持ちます。足裏はそれぞれ正面に向きます。親指を持てない時は、膝を曲げて持とうとはせず、手の届くところでよいのです。両膝を揃え、膝裏をよく伸ばします。
③ 息をゆっくり吐きながらお腹をひっこめ、腰を後ろへ引いて背骨をわん曲させます。《016》
④ ひっこめたお腹をゆるめ、息を吸いながら腰をそっと前に押し出し、腰椎、胸椎、喉を伸ばし、顎を上げ、頸椎へと、背骨全体へ反りを入れます。《017》
⑤ 息を吐きながら背中を伸ばし、下腹を太ももの上へ、ゆとりがあったらおへそを、さらにみぞおちをと、下から順々に体の前側を伸ばしている両脚の上

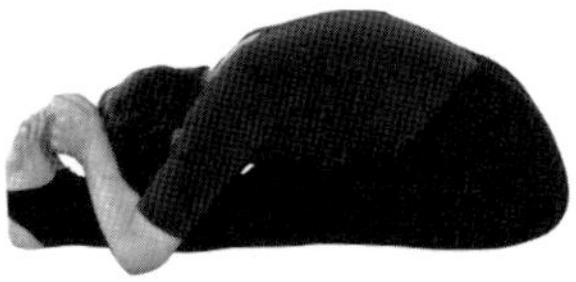

018

におろしていきます。背中を伸ばすことを大切にして、普通呼吸をしながら、できた体位を保持し、はじめは五呼吸くらいから、慣れるにつれて、だんだん保持時間を長くしていくとよいでしょう。《018》

⑥ 吸う息で上体をおこし、手を離し、吐く息で体をゆるめます。

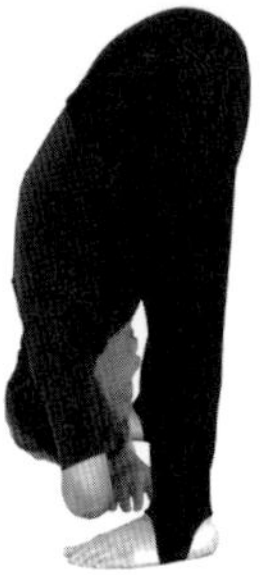

019

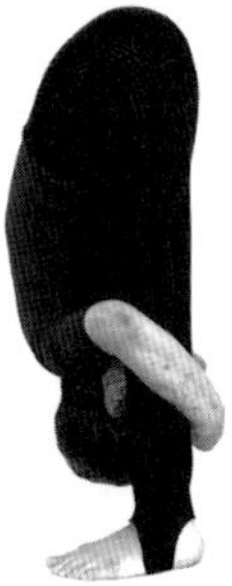

020

30 立って背中を伸ばす体位

やり方

①足を三足分くらい開いて立ちます。足先をやや外向きにすると安定感があります。

②息を吐きながらゆっくりと上体を下げていきます。無理する一歩手前で持続します。《019》

③持続していて腰をゆるめ、肩の力を抜いて両腕をだらりと下げ、頭を重たい感じで下げて持続します。

④ゆとりがあれば両腕を後ろへまわし、両手で足首の上あたりを持ち、吐く息で脚と脚の間へ、そっと頭を入れ込むような気持ちで前屈を深めていくのもよいでしょう。《020》

⑤体位を持続している間は、心臓から頭へとたくさんの血液が流れているので、もどす時はゆっくりと腰をおこし、胸を、次に肩を、最後に頭を上げて、吐く息で体をゆるめます。いきなり頭を上げないように注意してください。くらくらして倒れると大変です。

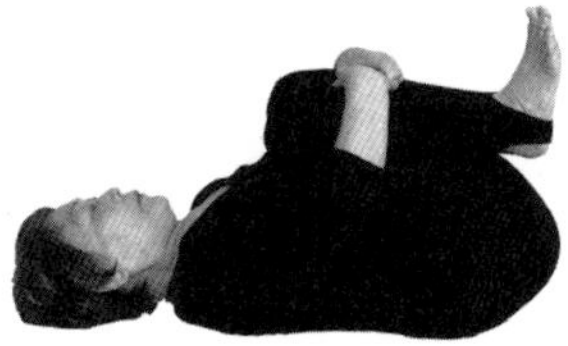

021

31 仰向けで背中を伸ばす体位１

やり方

① 仰向けに寝て膝と腰を折り、膝下、あるいは脛を両腕でかかえ、吐く息でゆっくり腰を折り、太ももをお腹の方へ少しずつよせて、普通呼吸をしながら持続します。安定感があってやりやすく、初心者、高齢者の方におすすめです。《021》

◇アドバイス◇

腰痛のある方や、腰が曲がって柔軟性の乏しい方によいでしょう。

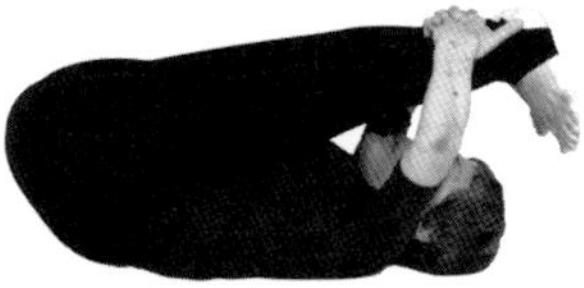

022

32 仰向けで背中を伸ばす体位2

やり方

①仰向けに寝て両脚を揃えます。吸う息でゆっくり両脚を上にあげます。両腕を伸ばし、両脚の後ろへ両手をまわし、ふくらはぎの下あたりを持ちます。

②吐く息で両脚を揃えてよく伸ばし、ゆっくりと両脚を体へ近づけて保持します。腰を浮かさないように注意します。《022》

③吸う息で両脚を上にもどし、手を離し、吐く息で両脚をゆっくりおろし、体をゆるめます。

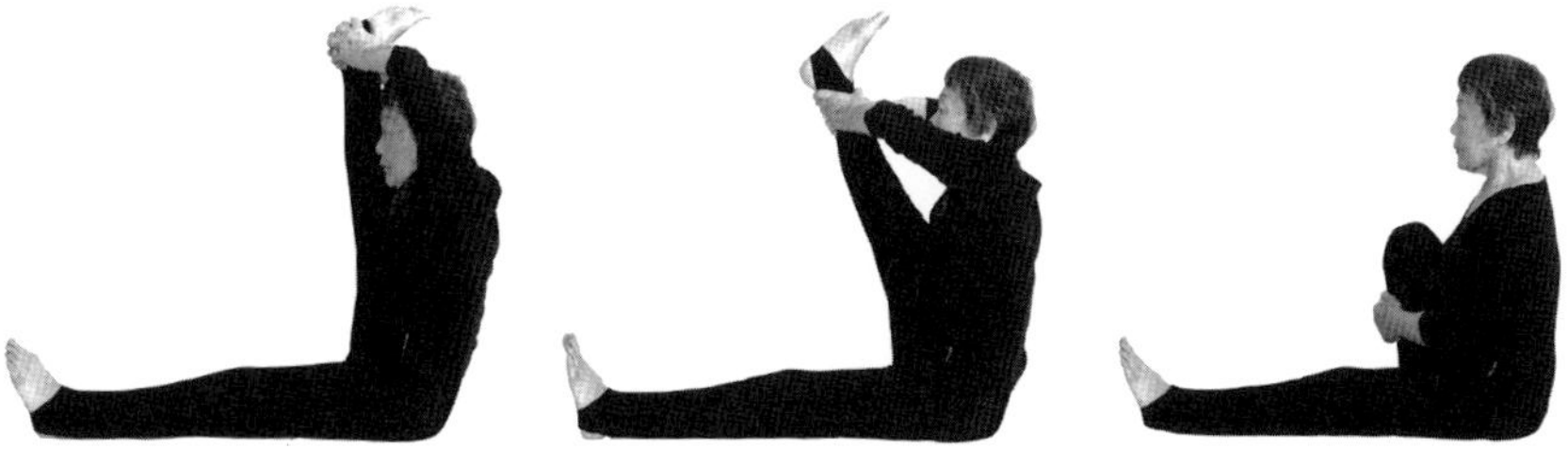

025　024　023

33 鷺《さぎ》の体位（クラウンチャ・アーサナ）

形が鷺に似ているところからこの名がついています。鷺の体位を行うことで背中を伸ばす体位全般がやりやすくなります。

やり方

① 両脚を伸ばし、腰、背骨をまっすぐに立てて坐ります。
② 右脚の膝を折り、右踵を引きよせます。《023》
③ 両手で足首、あるいは足裏を持ちます。
④ 背骨はまっすぐ立て、息を吸いながら右脚の折った膝を引き伸ばし、上にあげます。《024》
⑤ 息を吐きながら右脚を上体に引きよせます。この時、腰を曲げたり、後ろに引いたり、顔を脚の方へよせないようにします。五呼吸ほど保ちます。《025》
⑥ ゆっくり息を吐きながら右脚の膝を折り、足裏を床におろし、手を離して脚を伸ばし、体をゆるめます。
⑦ 反対側も同様に行います。

◇効果◇

❶脚全体の筋肉、じん帯が伸び、脚線美が得られます。腰が立ち、姿勢が美しくなります。
❷下半身の血行がよくなります。
❸腰が柔軟になり、前屈系の体位がやりやすくなります。

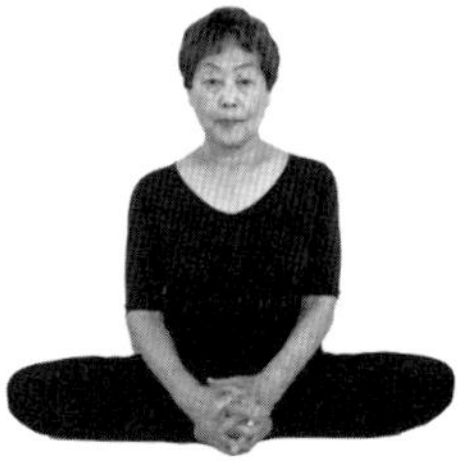

026

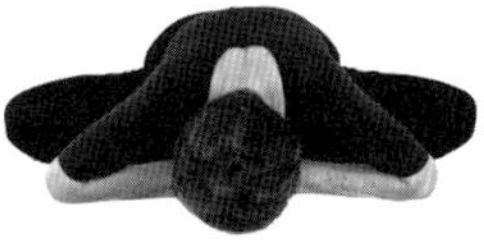

027

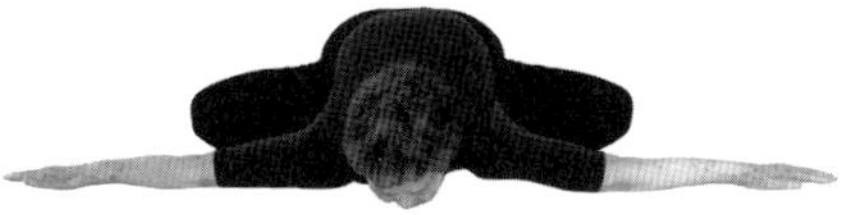

028

34 合蹠《がっせき》の体位（バッダ・コーナ・アーサナ）

両足の裏をピッタリと合わせ、体の中心に引きよせ、両手で両足裏が離れないように合わせ、上体を伸ばして前に倒す体位です。

やり方

① 両脚を前に伸ばし、腰を立てて坐ります。
② 両膝を立て、両踵を体に近づけ、両膝を開いて横に倒していきます。
③ 両膝の上に両手をのせ、吐く息で膝をゆっくり床へおとします。
④ 両手の指を組み合わせ、両足裏をピッタリと離れないように持ち、腰を立てて坐ります。《026》
⑤ 息を吸いながら上体を反らせ、息を吐きながら下腹、おへそと合わせ持っている足の上に倒していきます。ゆとりがあれば背中を伸ばし、胸、喉を伸ばし、体の前側を倒します。できたポーズを五呼吸くらい保持します。《027》
⑥ さらにゆとりがあれば、両肩も床におとし、両腕をのびのびと横に伸ばすのもよいでしょう。体に聞きながら深めてください。《028》

◇効果◇

❶男性は泌尿器系によい影響があります。
❷女性は生理不順を改善し、妊娠中の人は合蹠で坐ることで出産が楽になるでしょう。
❸腰痛、坐骨神経痛の予防、緩和に効果があります。
❹股関節、膝関節を柔軟にします。

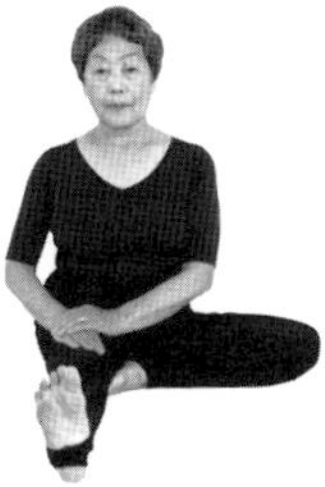

029

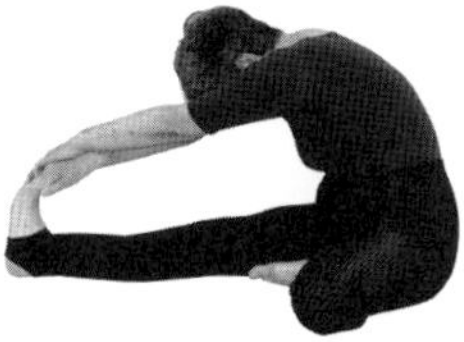

030

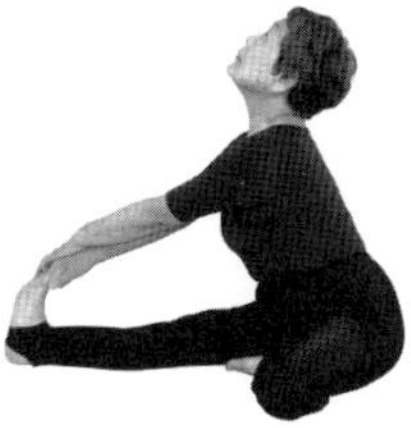

031

35 頭を膝につける体位（ジャーヌ・シールシャ・アーサナ）

「背中を伸ばす体位」と同様に、前屈系を代表する体位です。「ジャーヌ」は膝、「シールシャ」は頭を意味します。頭を膝へおとす動きが入っていて、背骨への柔軟さがいっそう深まり、しなやかな背骨が作られます。股関節へも刺激が加わります。

やり方

① 両脚を前に伸ばし、腰を立てて坐ります。

② 左膝を立て、踵を引きよせ、立てた左膝を横に倒します。この時、左踵はしっかり会陰部（肛門と生殖器の中間）に引きよせます。足裏は右太もも内側にピッタリつけます。腰を立て、上体は正面に向けます。《029》

③ 右手で右足の親指を持ち、左手は右手の上から右足外側のへりを持ちます。

④ 息を吐きながら腹をひっこめ、腰を後ろへ引き、背骨をわん曲させます。《030》

息を吸いながらひっこめていた腹をゆるめ、腰を前に出し、次に胸を広げ、顎を上げ、背骨を反らせます。《031》

⑤ 息を吐きながら腰を後ろに引いて背骨をわん曲させ、両肘で膝をはさみ、頭

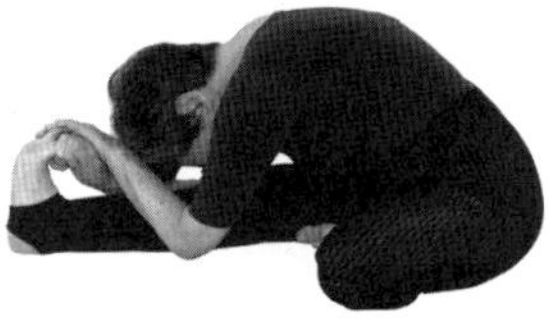
032

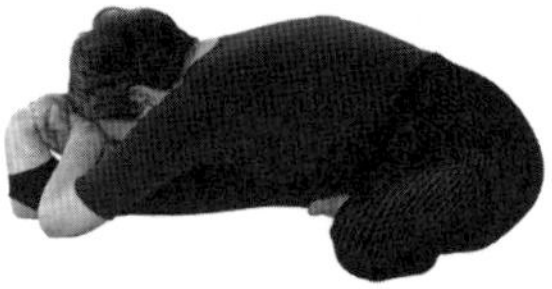
033

を膝におとし、少し止め、《032》次に肘を左右に開き、肘を伸ばし、膝におとしていた頭を足先へ伸ばします。《033》

背中を平らに伸ばし、できた体位を普通呼吸で十呼吸くらい保ちます。この時、左膝、左腰、左肩を床へおとそうと意識してください。

⑥息を吸いながら頭を膝に近づけ、足先を持っていた手を離し、上体をおこし、吐く息で体全体をゆるめます。

⑦呼吸を整えてから反対側も同様に行います。

◇効果◇

❶背骨が柔軟になり、腰と脚を強くします。

❷内臓全般の働きをよくします。

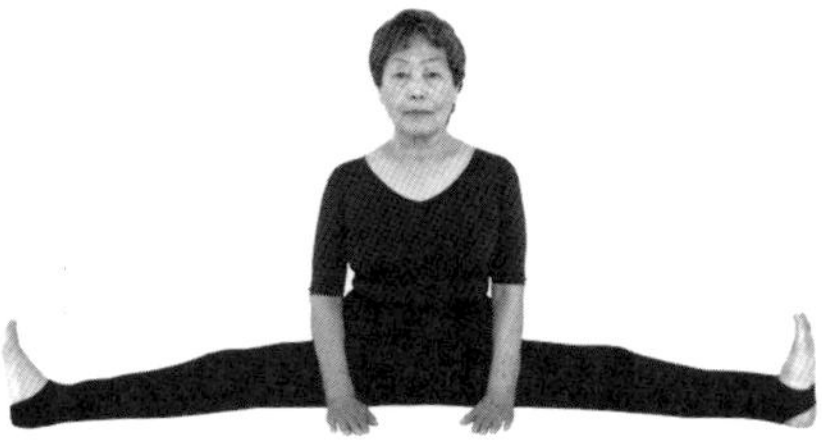

034

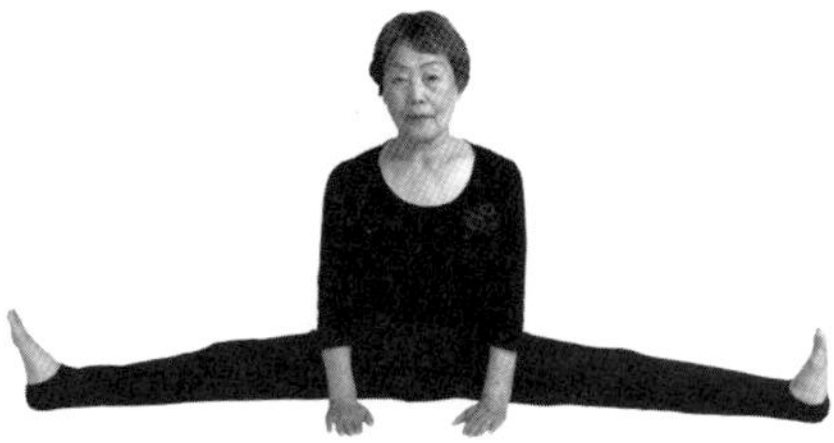

035

36 開脚前屈の体位（ウパヴィスタ・コーナ・アーサナ）

この体位は両脚をできるだけ左右に大きく開き、体の前面をピッタリと床におきます。「ウパヴィスタ」は坐った、「コーナ」は角度を意味します。この体位ができるようになるには年数がかかります。いろいろなやり方がありますが、三つのステップに分けて説明します。

やり方

【第一ステップ】

① 両脚を前に伸ばし、背骨を立てて坐ります。

② 手で両脚を左右に開き、踵から脚の付け根までをよく伸ばし、腰を立てます。《034》

③ 開いた脚の前に手の平をおき、息を吸いながら腰椎、胸椎、頸椎へ反りを入れ、息を吐きながら腰の反りを利用して、肛門から三～四センチメートル上がった部位を床へおとします。このところがむずかしくやりにくいところです。ここで保持します。《035》

保持していて、自分の体のどこにどんな刺激がきているか、その刺激はどこへ、どんなふうに伝わっていくかを感じながら行ってください。

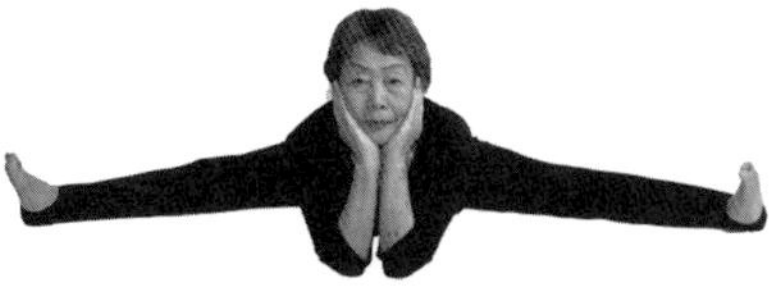

036

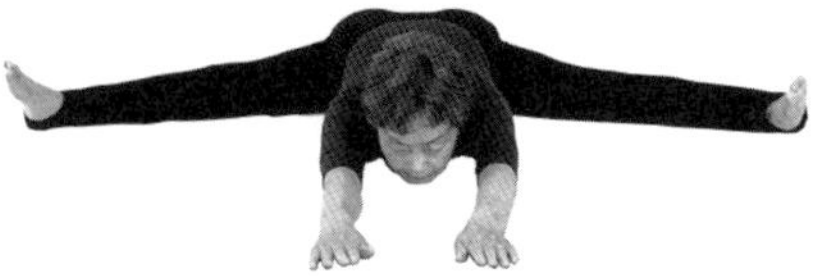

037

④ **【第二ステップ】**
第一ステップに慣れてきたら、背中を伸ばし両手を前にすべらせて肘を床におき、下腹、おへそと体の前面を床へおとして保持します。この時、頭を下げたり背中を曲げたりしないように、頬杖をつくのもよいでしょう。《036》

ここまで深まりが入ってきたならば完成ポーズは間近です。

⑤ **【第三ステップ】**
両腕を前に伸ばし、息を吸いながらやや反り気味となり、次に息を吐きながら、みぞおち、胸、両肩と、体の前側をピッタリと広げた両脚の床へおとします。《037》

⑥ 慣れてゆとりができてきたら、両腕を肩の高さで左右へ伸ばし、《038》変化形を入れてみるのもよいでしょう。《039》

◇アドバイス◇

❶ 反動をつけたり、他人に背中を押してもらったりしないでください。

❷ 背中を伸ばし、開脚した両脚の間へ腰を折りたたむような気持ちで、下腹、おへそ、みぞおち、胸という順序で、体の前側を倒していきます。背中を丸くして頭を下げようとしないでください。いつまでたっても完成ポーズ

開脚前屈の体位

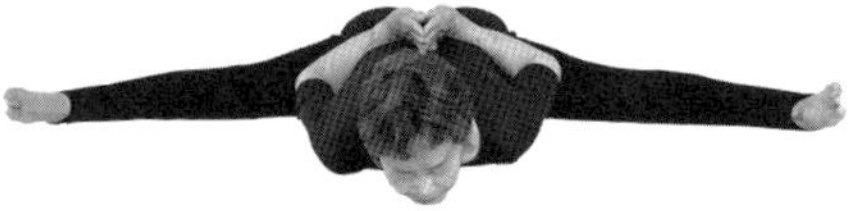
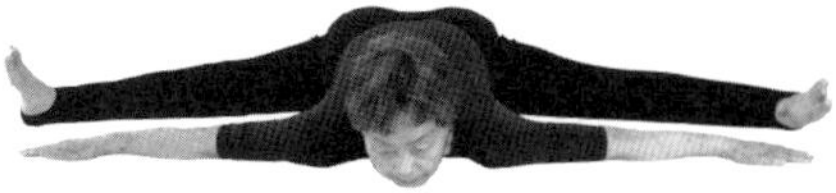

039　　038

へはいけません。

◇効果◇

❶骨盤のひずみを矯正します。
❷椎間板ヘルニアを予防し、坐骨神経痛に効きます。
❸女性は生理不順を正常に戻し、つわりや難産を軽減します。

反りの体位

前屈は腰を基点とし、上体を前に倒し、体の後ろ側を伸ばします。それに対して、反りは腰を基点とし、上体を後ろへ反らし、体の前側を伸ばします。作られたポーズは異なりますが、どちらもプロセスの中に共通点があります。それは、反りも前屈も、まず腰に反りを入れ、次に胸を前に押し出し、喉を伸ばし、顎を上げ、背骨に反りを入れていく……この部分が共通しています。

前屈は、上体に反りを入れて、腰をコンパスのように閉じていく動きで前に倒します。反りは、反りかえりをさらにのびのびと延長させていきます。

反りの体位は自律神経の交感神経を刺激しますので、気分が高揚し、エネルギーが湧き、行動的になり、ものごとにやる気が出てきます。

人間の体は加齢と共に筋肉が萎え、内臓は下垂し、猫背で腰が曲がり、膝はO脚となっていきます。これを年だから仕方がないと成り行きまかせにせず、反りの体位を行い、プロポーションを整え、いつまでも若々しく元気に生きていきたいものです。

日本人には昔から、背骨を立てて前屈で、謙虚に心を込めて挨拶する礼法があります。そのせいでしょうか、反りに比べて前屈の方がやりやすいという方が多く、高齢になるにつれ、反りを敬遠する方がいます。しかし、反りの体位は高齢になればなるほどやってほしいです。

初心者、高齢者、少し猫背で腰が曲がって硬い人、高血圧症、甲状腺機能亢進気味の人は、やさしい反りの体位がありますから、無理をしないでおやりください。

反りの体位の全般的な効果

(1) 背筋、胸筋、腹筋を強くします。
(2) 全脊椎が引き伸ばされ、背骨を強く、しなやかにし、背骨のゆがみが修正されます。
(3) 副腎、膵臓の働きがよくなり、甲状腺、副甲状腺にもよい影響があります。
(4) 消化を促進させます。
(5) 腰痛をやわらげ、腰の部分が引きしまり、ヒップ・アップします。
(6) プロポーションがよくなり、容姿が美しくなります。
(7) 顎がひきしまります。

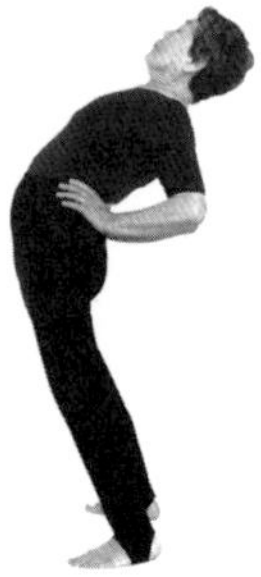
040

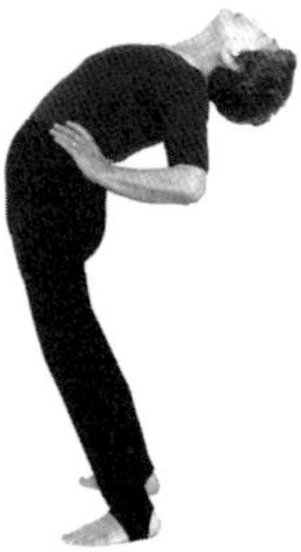
041

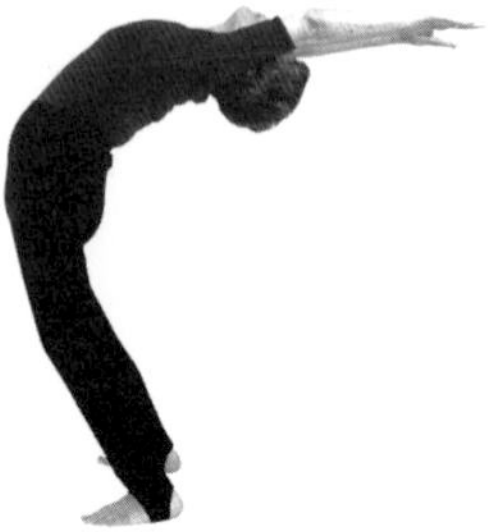
042

37 やさしい反る体位

やり方

①山の体位で立ちます。足は肩幅に開き、足先はやや外向きにします。両足裏に均等に体重をのせ、目は開けます。

②両手を腰にあてます。親指は背中側へ向け、四本指は前側に向けます。

③息を吸いながら膝を伸ばし、両肘を背骨の方へ入れ、次に腹部を前に押し出し、両肩を広げ、喉を伸ばし、目線は斜め上を見ます。初心者、高齢者、血圧の高い人や猫背で腰の硬い人はここまでにします。《040》

④次に進む人は、顎を上げ、頭を後ろへおとします。ゆとりがあれば、吐く息で反りを深めます。《041》

⑤もどる時は息を吸いながら顎を引き、頭をおこし、反りの入っている腰をもどしてきます。吐く息で全身をゆるめます。

⑥体が反りになじんでバランス感覚がとれるようになったら、両腕を伸ばし、気持よくのびのびと反るとよいでしょう。《042》

37 反りの体位
やさしい反る体位

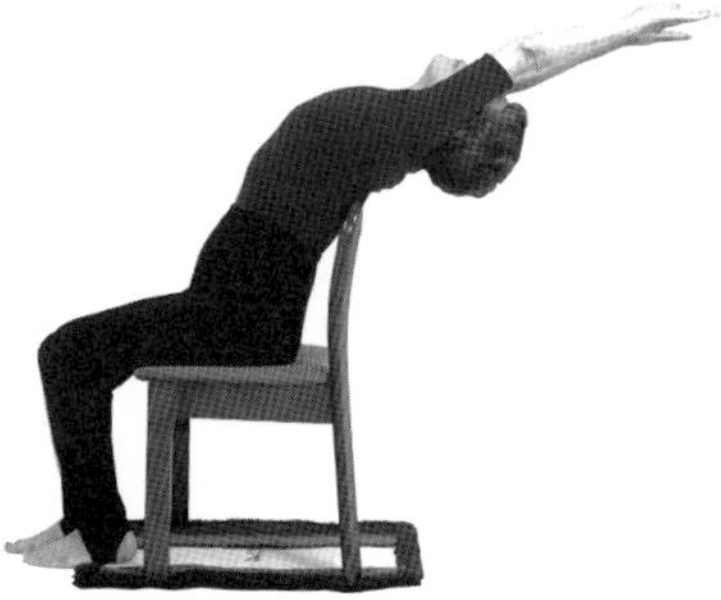

044

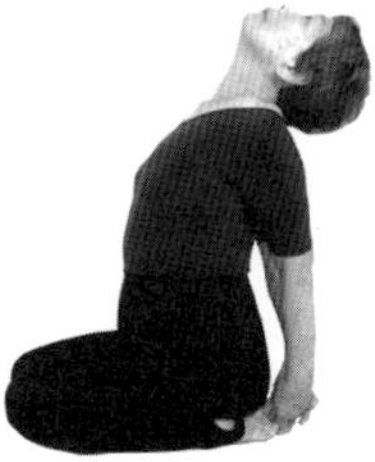

043

◇アドバイス◇

❶やさしい反りの体位ですが、立って行いますからバランスを崩して倒れないように注意しておやりください。

❷立って反る体位に不安がある人は、坐って反りましょう。《043》

❸根を詰めた仕事のあとは、椅子に腰をかけて反るのも気持ちのよいものです。この時、両足を揃えない方が、安定感があります。《044》

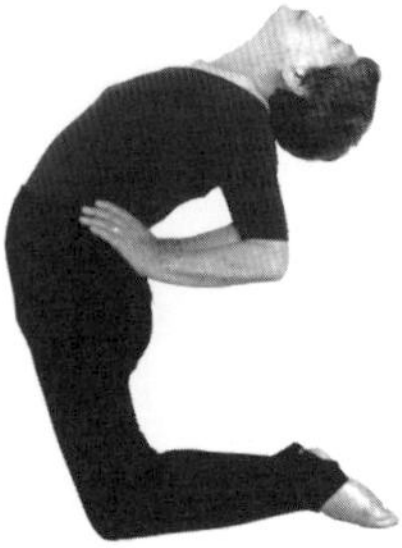

045

38 らくだの体位（ウシュトラ・アーサナ）

立て膝で反る体位です。反っていく時にバランスを崩して倒れないように注意してください。

第一ステップ、第二ステップ、第三ステップと、体に聞きながら深めて行うとよいでしょう。

やり方

【第一ステップ】

① 立て膝になります。膝と膝との間を肩幅くらいに開くと安定感があります。慣れてきたら膝を揃えて行うと深く刺激が入ります。

② 親指を背中側に、四本の指を前側に向け、両手を腰にあてます。息をゆっくり吐き、心と体をゆるめます。次に息を吸いながら、臀筋で腹、太もも、骨盤をそっと前に押し出し、腰椎に反りを入れ、次に胸郭と両肩を広げて胸椎に反りを入れ、喉を伸ばし、顎を上げ、頸椎へ反りを入れ、頭を後ろへおとします。この時くらくらするようでしたら、顎を上げて頭を後ろにおとすことは控えましょう。ゆとりがあったら吐く息で反りを深めます。《045》

③ 吸う息で顎を引き、頭をおこし、腰をもどし、上体をおこしてきて、吐く息

38 反りの体位
らくだの体位

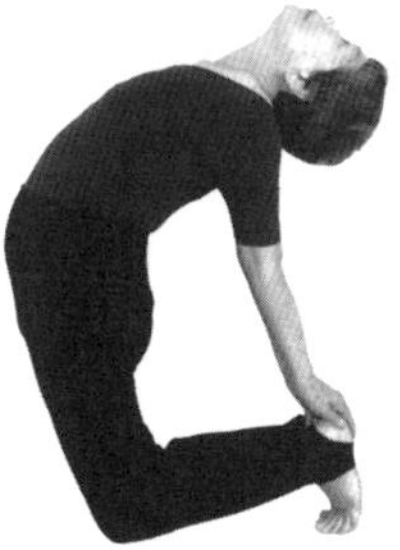

046

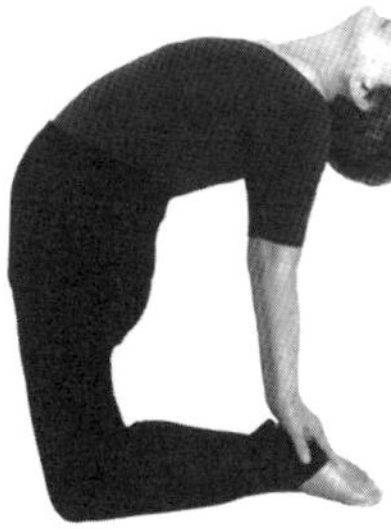

047

でゆっくり正坐になり、膝の前で手と手を重ね、その上に頭、または額をおいて全身をゆるめます（37頁⑥参照）。

【第二ステップ】

④ 第一ステップが心地よくできたら第二ステップへ進みましょう。立て膝で足の指を立てます。踵が持ち上がり、足の指が内側に入ります。②と同じやり方で、吸う息で上体を後ろへ倒し、吐く息で腰にあてていた両手を踵の上へおろし、三呼吸くらい保持します。《046》

⑤ ③と同じやり方で、吸う息で上体をおこし、吐く息で体全体をゆるめます。

【第三ステップ】

⑥ 第二ステップに慣れてゆとりができたら、第3ステップに進みます。立て膝で足の甲を床につけたまま、②と同じやり方で、吸う息で上体を後ろへ倒し、吐く息で腰にあてていた両手を足裏の上へおろし、三呼吸くらい保持します。反りがさらに深まります。《047》

③と同じやり方で、吸う息で上体をおこし、吐く息で体全体をゆるめます。

◇アドバイス◇

❶反りは、腰椎、胸椎、頸椎の順に反っていくようにしてください。

❷反りながら体位を持続している時、ゆとりがあったらお尻を締め、臀筋を使って、太もも、骨盤を吐く息で前へ押し出して反りを深めるとよいでしょう。

❸初心者、高齢者、自律神経失調症の方、血圧が不安定な方は無理をしないようにしてください。

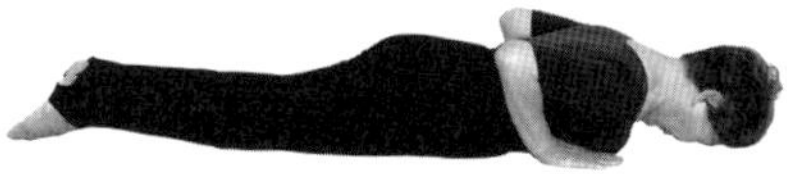

048

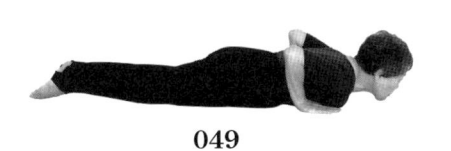

049

39 コブラの体位（ブジャンガ・アーサナ）

うつ伏せになって反る体位です。コブラ（蛇）がゆっくり鎌首を持ち上げていく動きをイメージしながら、胸筋と背筋の力を使って、脊椎を一ふし一ふし意識しながら反らせていきます。コブラになりきっておやりください。もどる時は腰椎、胸椎、頸椎と、反らせた順の逆をたどります。

やり方

① うつ伏せになります。両脚は揃え、足先までまっすぐに伸ばします。

② 手の平を肩関節の下あたりの床にピッタリとおき、指先が肩より先に出ないようにします。肘を立て、手首を脇につけ、顎を引いて額を床につけます。《048》

③ 息を吐き、体全体をゆるめ、次に息を吸いながら喉を伸ばし、顎を十分に前へ伸ばし、前方を見ます。胸は床におき、頸椎に反る刺激を入れます。《049》

④ 次に、胸、みぞおちの順に背骨を反らせ、上体を上げていきます。腕や肩の力に頼らないで背筋と胸筋の力を使って上げます。

⑤ 胸が上がったところで背筋と手の支えを使って、吐く息でおへそのところまで持ち上げ、背骨を反らせます。《050》

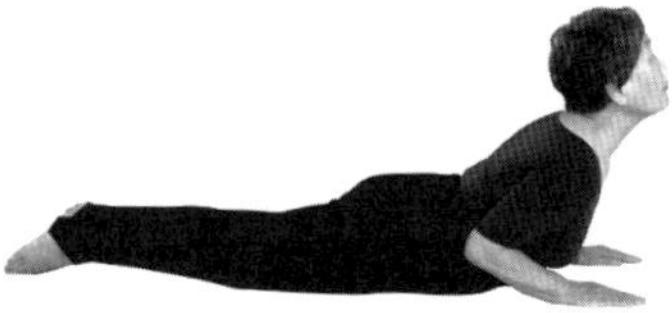

050

⑥息を吐きながら腰をゆるめ、胸をおろし、首の反りをもどして顎を引いて、額を床につけ、全身をリラックスします。

東洋医学ではおへその裏のところに「命門《めいもん》のツボ」があり、健康、活力のツボといわれています。そのツボへ刺激を入れる効果を考えて、おへそを床から離さずに保ちます。深い呼吸を二回から三回くらい行います。

◇アドバイス◇

背骨を反らせ始めてからは、意識を背骨に集中し、頸椎から順々に仙骨へと刺激が伝わっていくのを感じながら行います。まるで背骨を旅してゆくように。もどす時は逆をたどってゆるめていきます。

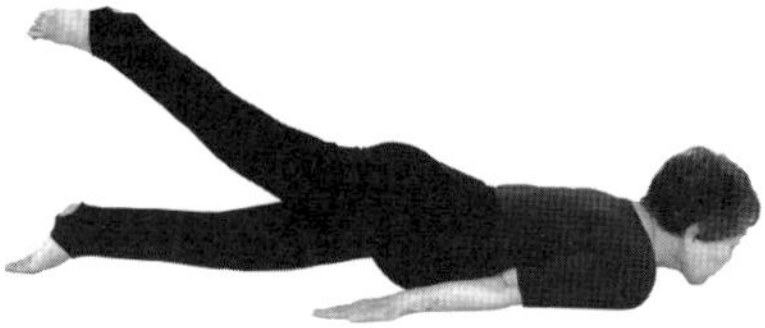

052

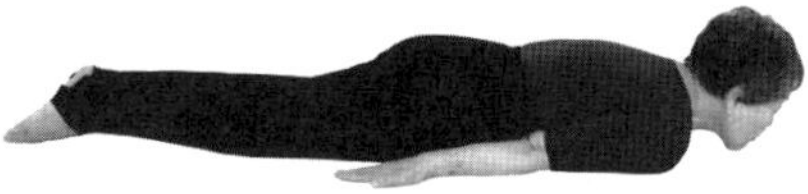

051

40 片脚を上げるバッタの体位

バッタの体位は「片脚を上げるバッタの体位」と「両脚を揃えて上げるバッタの体位」の二種類があります。最初に、片脚を上げるバッタの体位を解説します。

やり方

① うつ伏せになり両脚は揃えて伸ばします。腕は体に沿わせて伸ばし、手の平は床につけます。

② 喉をよく伸ばし、顎を十分前に突き出して床につけます。うなじは縮みます。《051》

③ まず息を吐き、静かに息を吸いながら、ゆっくりと右脚をよく伸ばして上げます。この時、両肩、両腕、上体は床から浮き上がらないようにします。また、骨盤が横に動いたり、浮き上がったりしないように注意してください。上げた脚は足先までよく伸ばし、上がったところで少し息を止め保ちます。《052》

④ 息を吐きながらゆっくり脚をおろし、全身をゆるめます。

⑤ 左脚も同じように行います。

◇アドバイス◇

この体位は、脚の筋肉をゆっくり緊張させていくところが大切です。終ってゆるめている時に、この部分に新鮮な血液が流れこみます。

◇効果◇

腰、腹、太ももの筋肉を強くし、脳にたくさんの血液を送ります。骨盤内の臓器は活気づき、腰の痛みがやわらぎます。骨盤内の副交感神経の働きがよくなります。

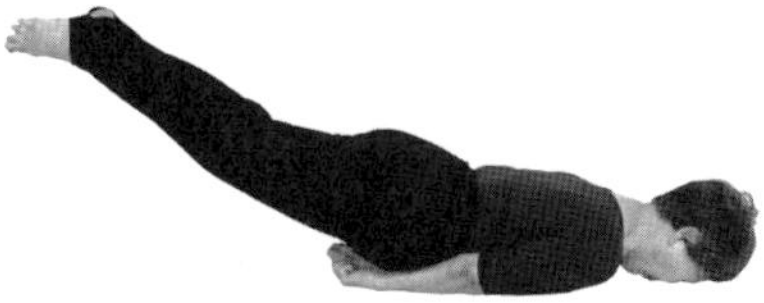

054

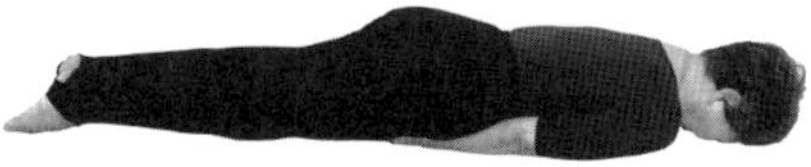

053

41 両脚を揃えて上げるバッタの体位（シャラバ・アーサナ）

両脚を揃えて上げるバッタの体位で、「シャラバ」とはバッタを意味します。

やり方

①うつ伏せになります。両脚は揃えてよく伸ばし、額を床につけます。手の親指を先に折って内側に入れた握りこぶしを作り、両腕を下腹部の下に入れて伸ばします。《053》

②両脚を揃え足の先までよく伸ばします。息を吐き心と体をゆるめ、息を吸いながら両脚を揃えて伸ばし、スムーズに上げます。両脚を上げてポーズを作る時、テコの原理を応用して握りこぶしを使うとやりやすいです。無理のない程度にこのポーズを保ちます。《054》

③吐く息で両脚をゆっくりおろし、全身をゆるめます。

④同じやり方でもう一回行います。

◇アドバイス◇

コブラの体位は、おへその部分から上体を上げて反らせますが、この体位は下腹部は床において、両脚をよく伸ばして上げます。コブラの体位とバッタの体位を対にして反りの体位を行うとよいでしょう。

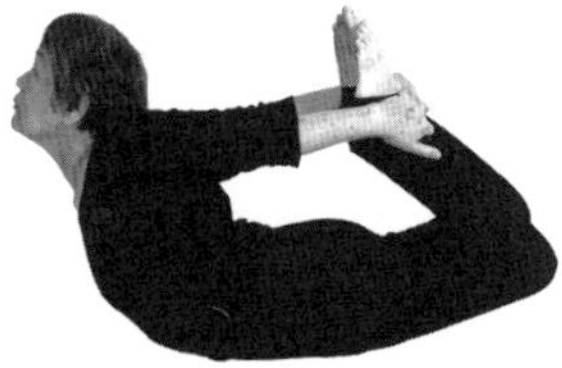
056

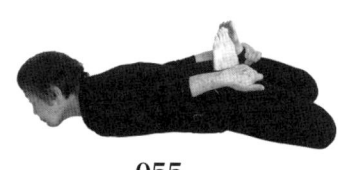

055

42 弓の体位（ダヌル・アーサナ）

頭、胸、腰、脚を弓とし、両腕を弓のつるのようにピーンと張って、うつ伏せで体の前側を反らせます。できあがったポーズが弓を張った時の形に似ているところからこの名があります。

やり方

① うつ伏せになり脚を揃えて伸ばします。喉を伸ばし、顎を床におきます。両膝を折り、両腕を後ろへ伸ばし、五本の指を揃えて足首のところを外側から持ちます。《055》

② 息を吐き心と体をゆるめ、息を吸いながら手で足首を引きよせ、膝を床から離し、胸を上げ、全身で床上に上向きのカーブをつくり反らせます。

③ 全身の重みは腹部にかかり、腕は弓のつるのように伸ばし、顎は十分に前に出します。保持していてゆとりがあったら、両膝、両足首、両足親指、両太ももを近づけ、両腕の力で胸を後ろへ引いて反りを深めます。《056》

④ 最後にできた体位を、はじめは五呼吸くらい保ち、慣れるにつれて十呼吸くらいにしてゆくとよいでしょう。

⑤ 息を吐きながらゆっくりと最初のうつ伏せにもどり体をゆるめます。
⑥ くつろいでからもう一度行います。

◇アドバイス◇

❶ がんばらず、呼吸を止めず、リラックスして行います。
❷ 膝、腰の悪い時は控えてください。
❸ 体位が終ったあとは、うつ伏せで体の興奮がおさまるのを待ちます。

◇効果◇

❶ 腰痛をやわらげ、お尻と腰をシェープアップします。
❷ 胸郭を広げ、猫背を防ぎます。
❸ 背骨をしなやかにし、背筋、胸筋を強くします。
❹ 腹、腕、脚、背中の筋肉を強くします。
❺ 肝臓、腎臓の血行がよくなり、消化器の働きがよくなります。
❻ 膵臓、副腎、甲状腺、副甲状腺によい影響があります。
❼ 脂肪がとれて容姿が美しくなります。

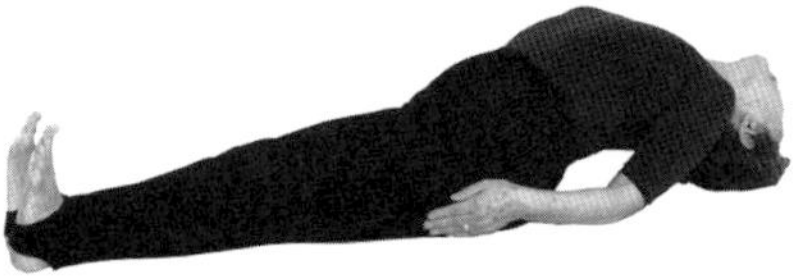

058

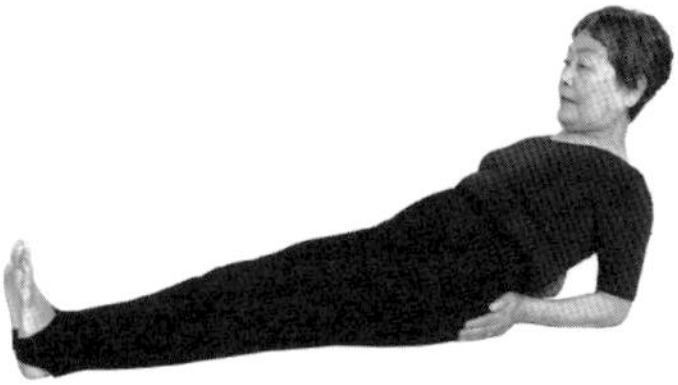

057

43 魚の体位（マツヤ・アーサナ）

両脚を揃えて仰向けになり、胸と腹の部分を高く上げ、喉をよく伸ばし、頭の頂点を床において上体を反らせる体位です。

やり方

①仰向けになり、両脚を揃えます。両腕を伸ばし、手の平は体側に沿わせます。両肘と腰の支えで上体を上げます。この時、両肘は横に広げないように注意してください。《057》

②息を吸いながら上体を反らせていき、次に吐く息で顎を上げ、喉を伸ばし、ゆっくりと頭の頂点を後ろの床におきます。この体位を三呼吸から五呼吸保ちます。《058》

この時、意識は喉に向けます。喉には甲状腺、副甲状腺、咽頭神経叢《いんとうしんけいそう》がありまます。この部位に刺激が入ります。保持していて息を吸う時は胸郭を広げて息を吸い入れ、腹部をゆるめひっこめるようにして息を吐きます。繰り返し行うにつれ、呼吸は深くなり体位は深まります。目は開け、目の高さの後方を見ます。伸ばしている両脚を揃え、両足先を上に向けると腰から両脚が伸びます。

③もどす時は、両手、両肘で上体を支えながら顎をもどし、頭、胸、腰をおろします。
④立て膝をして、腰、肩、首筋など緊張の部位をゆるめ、両脚を伸ばし、全身をゆるめます。

◇アドバイス◇

❶甲状腺機能亢進症、頸椎にゆがみのある人、むち打ち症、自律神経失調症気味、ひどい肩こりの人は控えた方がよいでしょう。
❷魚の体位は、「鋤《すき》の体位」（138頁）、「肩立ちの体位」（140頁）のあとに、背骨、特に頸椎の調和を考えて行うとよいでしょう。

◇効果◇

❶喉と頭部へ血液が送られるので、感覚器官によい効果があります。
❷喉が引き伸ばされ、胸が高く上がるので、ネックラインが美しくなります。
❸甲状腺、副甲状腺に刺激が入るので、新陳代謝が活発になります。

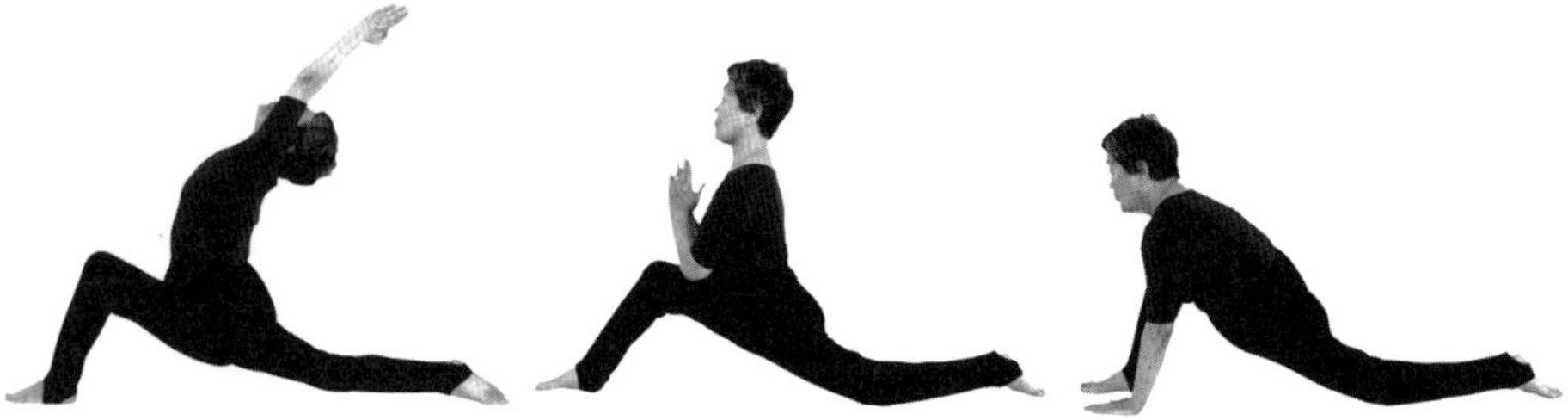

061　060　059

44
猿王《えんおう》の体位（ハヌマーン・アーサナ）

「ハヌマーン」は、インドの有名な物語『ラーマーヤナ』に登場する、ラーマ王を助けてスリランカ島を征服した英雄です。この体位ができるようになるには年数がかかります。あせらず続けてください。

やり方

①両膝を揃えて立て膝をします。右脚を前に出し膝を折り、右足の横に支えの両手をおき、左脚をまっすぐ後ろへ伸ばします。このポーズで左脚の鼠蹊部と太もも、下腹をよく伸ばします。上体、顔は正面を見ます。五秒間くらい保持していてこの伸ばしに体をなじませます。《059》

②右膝はそのままで、支えていた両手を離し、バランスをとりながら上体をおこします。上体をおこすことで、腰への反りと左脚鼠蹊部、太ももへの伸ばしも深まります。肩へ力を入れないようにして保ちます。合掌するのもよいでしょう。《060》

ゆとりができたら合掌の手を上に伸ばし、上体を反らせます。《061》

はじめはこの部分まで行い、ゆっくりもどり、坐ってリラックスします。

③同じやり方で反対側も行います。

44 反りの体位
猿王の体位

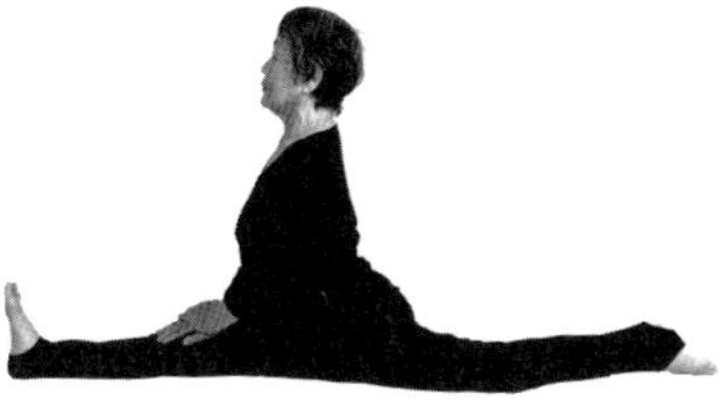

062

④慣れてきたら次へ進みましょう。①を行い、体がなじんできたら、右脚のつま先を少しずつ前に伸ばしていきます。両脚が正しく前後に伸び、腰が床についたら支えの両手を離します。《062》

⑤骨盤を正面に向け上体をおこし、胸の前で合掌をします。五呼吸から七呼吸保ちます。ゆとりがあったら合掌の手を上に伸ばし上体を反らせます。美しい体位ができます。

⑥両手を床におき、前に伸ばしている右脚をゆっくりと引きよせてもどし、正坐になります。膝の前の床に手の平を下にして手と手を重ね、その上に、頭、あるいは額をのせて体をよくゆるめます（37頁⑥参照）。

⑦反対側も同様に行います。

◇アドバイス◇

❶やさしいやり方に慣れてから、次の段階へとゆっくり進めていってください。がんばったり、あせってやったりして、筋肉やじん帯を痛めないように慎重におやりください。

❷猿王の体位ができるようになると股関節の動きがよくなり、鼠蹊部、太ももの伸びもよく、腰も柔軟になるので、大股で颯爽と姿勢よく歩くことができます。

❸簡易体操の「上体を後ろに倒す体操」がやりやすくなります。

ねじりの体位

ねじりの体位は、立って、坐って、仰向けでといろいろありますが、共通しているのは、脊椎をまっすぐに立て、頸椎、胸椎、腰椎の順序でねじり、もどす時はこの逆に行うことです。

前もって前屈と反りの体位を行うことで、ねじりがやりやすくなります。

背骨をねじる動きは人間特有のもので、ねじることによって背骨の中を走っている神経組織に刺激が加わり、知恵、知性が発達し、中でも自律神経によい刺激が入って、自律神経の働きがよくなります。やや猫背で腰が曲がっている人や、高齢者の人にも無理なくできるやさしいねじりもありますので、行いましょう。

ねじりの体位の全般的な効果

(1) 脊椎を上から下までねじることによって、脊椎の中を走っている全神経系によい影響を与えます。全身が若返ります。

(2) 腹腔を圧縮していくので、胃、腸の働きが活発となり、消化力が増し、腸のぜん動運動をよくし、便秘がなくなります。

(3) 肝臓、腎臓、膵臓、脾臓、胃、腸など、内臓全般の働きをよくします。

(4) 脊椎を引き伸ばしてねじっていくので、脊椎のゆがみを直し、脊椎と腰の関節を柔軟にします。

(5) 腹と腰の余分な脂肪、むだな肉が除かれ、すっきりとし、ウエストを細くします。

(6) 骨盤のゆがみを直し、骨盤内の血液の循環をよくします。

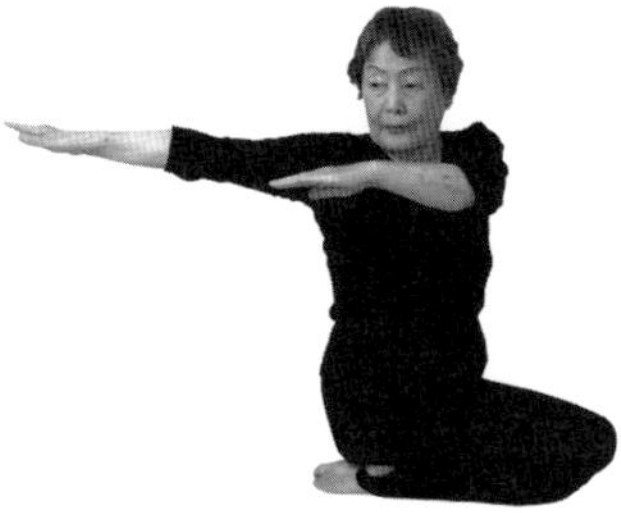

063

45 やさしいねじり

やり方

① 正坐をします。息を吸いながら両腕を肩の高さで前に伸ばし、吐く息で両腕を肩の高さのままゆっくり右後ろへまわしていきます。その動きに合わせて顔と肩を前から右横、後ろへまわし、両手の指先を見ます。《063》五呼吸くらい普通呼吸で保ちます。保持していてゆとりがあるようなら、吐く息でねじりを深めるとよいでしょう。

② 吸う息で両腕を前にもどし、吐く息でおろしてゆるめます。

③ 反対側も同様に行います。

◇アドバイス◇

脊椎を立ててねじることが大切です。時には正確にねじれているかどうかをチェックするために、頭頂に本をのせ、本が落ちないようにねじってみるのもよいでしょう。

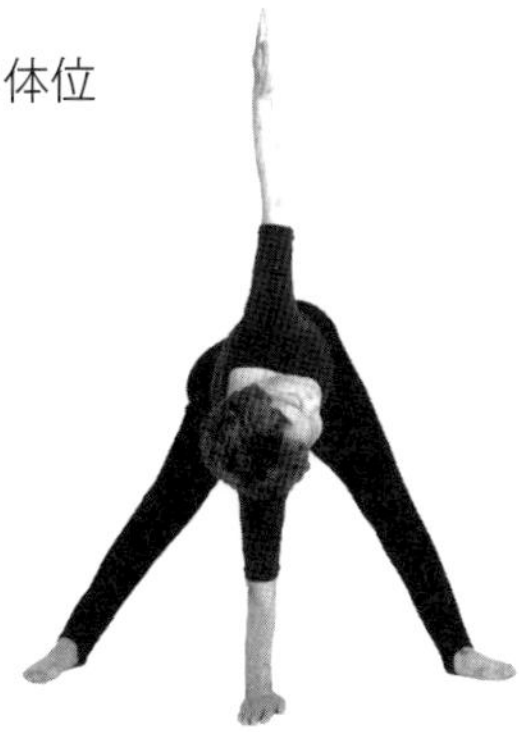

064

46 三角のねじりの体位（パリヴリッタ・トリコーナ・アーサナ）

立って行うねじりです。足の長さの三足から三足半脚を開き、両脚を固定して上体を大きく動かしてねじる体位です。立っていてポーズを作り、ねじりを保持するのでバランス感覚が養成されます。

やり方

①山の体位で立ちます。
②両脚の間を三足か三足半開きます。息を吸いながら両腕を肩の高さで真横に伸ばします。
③ゆっくり息を吐きながら腰を曲げ、右手を両脚のまんなかの床におきます。
④息を吸いながらゆっくり腰にねじりを入れ、次に顔を上に向けて頸椎をねじり、まっすぐ上に伸びている左手先を見上げます。
腰椎から頸椎の順でねじり、その体位を五呼吸から七呼吸くらい保持します。《064》
⑤息を吸いながら上体をゆっくりおこし、腰を立て、両腕を真横に伸ばし、吐く息でゆっくり両腕をおろし、体全体をゆるめます。
⑥反対側も同様に行います。

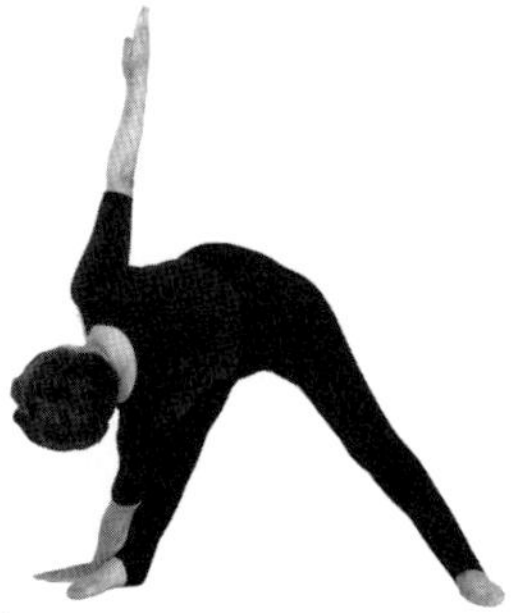

065

⑦ このねじりに慣れたならば、開いた足の中心においた右手の位置を左足の方へ移し、さらにねじりを深めていくとよいでしょう。《065》

◇アドバイス◇

❶ 腰が曲がって硬くなっている人、やや猫背気味の人、肩関節の動きのよくない人は無理をしないようにしてください。

❷ ポーズを保持している時、膝を伸ばしてください。

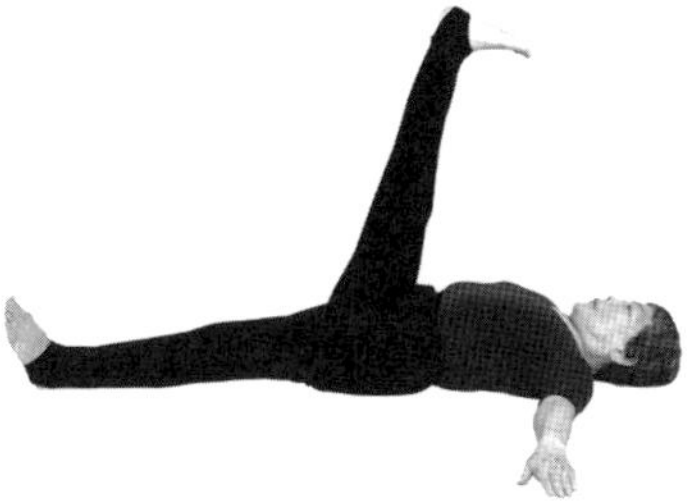
066

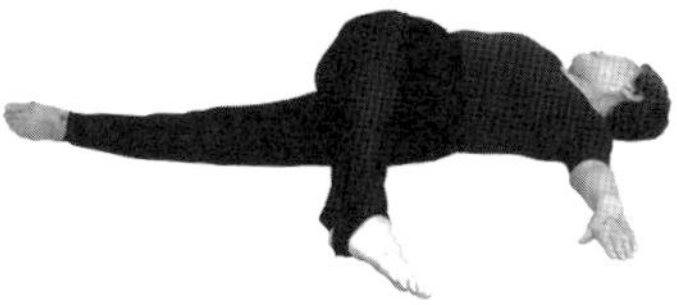
067

47 片脚を上げて行うワニの体位（ジャタラ・パリヴァルタナ・アーサナ）

仰向けに寝て両肩を床にピッタリつけ、脚の動きで骨盤部を回転させてねじりを行います。安定感があって持続がしやすいので、初心者、高齢者の人におすすめです。

やり方

① 仰向けになり両脚は揃えます。両腕は肩の高さで真横に伸ばします。手の平は下向きです。自然体で行いたい人は上に向けてもいいです。

② 息を吸いながら右脚をよく伸ばし、ゆっくり九十度上にあげます。《066》

③ 息を吐きながら、その高さから右脚を伸ばしながらゆっくり左へ倒し、腰椎をねじり、次に顔を右へ向け、頸椎をねじり、十呼吸くらい保持します。《067》

この時、脚を倒した方へ上体が転がらないように右肩を床におとしてください。やりにくい時は右手の平を上に向け、肩に入る負担を軽くし、吐く息を使いながらそっと頸椎をねじり、右肩をおとすようにします。下に伸ばしている左脚は膝をよく伸ばしてください。

④ 右へ向けた顔をもどし、次に左へ倒した右脚を、息を吸いながらゆっくり上

にもどし、息を吐きながら脚をおろし、元の体位にもどって体をゆるめます。
⑤反対側も同様に行います。

◇効果◇
骨盤と腰はゆがみやすいところです。仰向けに寝ながらゆっくり行っていくので、骨盤、腰のゆがみを直し、血液の循環をよくします。

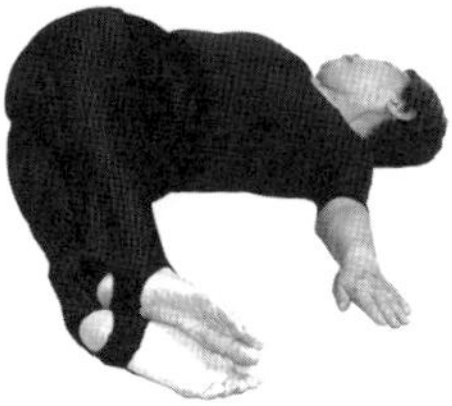

068

48 両脚を揃えて行うワニの体位の変化形

やり方

① 仰向けになり両脚は揃えます。両腕は肩の高さで真横に伸ばします。手の平は下向きです。自然体で行いたい人は上に向けてもいいです。

② 両脚を揃えてよく伸ばします。吸う息でゆっくり上にあげ、その高さから左へ吐く息でゆっくりおろし、腰をねじります。次に顔を右へ向けて頸椎をねじり、五呼吸くらい保持します。この時に、左へ倒した両脚の踵を重ね合わせると深まりが出ます。右肩は上がりやすいので、そっと落とすようにしてください。《068》

③ 右へ向けた顔をもどし、次に両脚を揃えて上にあげ、吐く息で両脚を揃えて右へゆっくりおろし、腰をねじり、次に顔を左へ向け頸椎をねじり、五呼吸くらい保持します。

④ 顔をもどし、次に吸う息で両脚を上にもどし、吐く息でゆっくりおろして体全体をゆるめます。

体側を伸ばす体位

体には三つの面があります。体の前面、体の後ろ面、体の側面です。側面も忘れずによく伸ばしてください。

ヨーガの体位すべてに言えることですが、体位は正確に行ってください。そうしないと期待する結果が得られないばかりか、自分のもっているゆがみをさらに悪化させることになります。側面の伸ばしは特に注意が必要です。時には正確にやれているかどうかチェックしてみましょう。ポーズを作り、両踵、腰、両肩、頭、伸ばしている腕をピッタリと壁につけ、壁から離れないようにして、正確な体側の伸ばしを体感し、それを心において行ってください。

体側を伸ばす体位の全般的な効果

(1) 中、高齢者になりますと、身長は目に見えない感じで低くなっていきます。それをストップさせ、のびのびとしたよいプロポーションを保つのに役立ちます。

(2) 背骨がしなやかになり、背骨の中を走っている神経組織によい刺激を与えます。

(3) 膵臓、腎臓、肝臓の働きをよくします。

(4) 背骨、骨盤のゆがみを直し、腰痛をやわらげます。

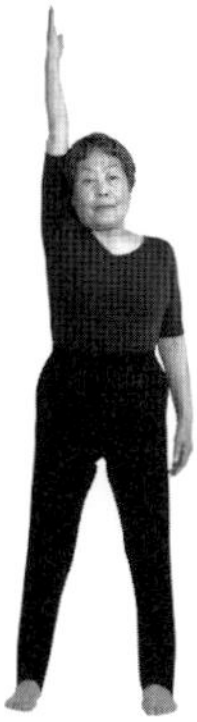

069

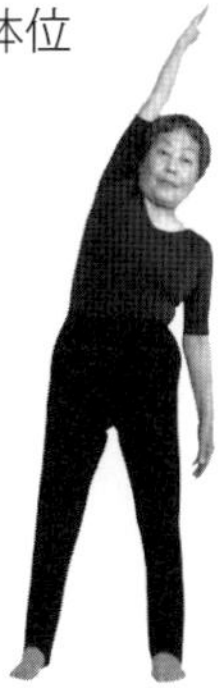

070

49 体側を伸ばすやさしい体位

誰でもできるやさしい体位を、正確に深く行うことが大切です。心地よい刺激が内面に浸透してゆきます。

やり方

① 山の体位から肩幅に足を開きます。
② 息を吸いながらゆっくり右腕を横から上げ、肩の高さで手の平を上に向けまっすぐ上に伸ばします。《069》
③ 右腕を耳に沿わせ、息を吐きながら体を少し左へ傾けます。右側面は足から手の指先まで斜め上方によく伸ばします。五呼吸くらい保ちます。《070》
④ 息を吸いながら右腕を真上にもどし、吐く息で手の平を下に向けてゆっくりおろし、体をゆるめます。
⑤ 左側も同様に行います。

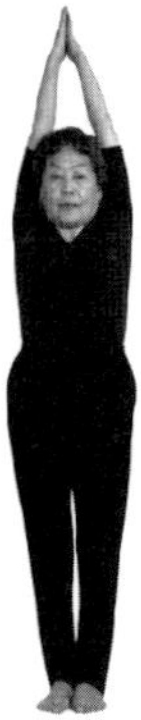

071

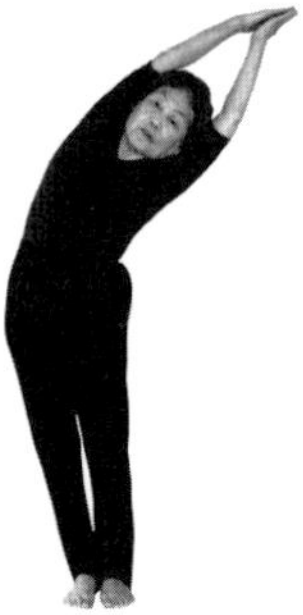

072

50 三日月の体位（パールシュヴァ・チャンドラ・アーサナ）

この体位は、なめらかな半月形の弧を描くポーズが三日月に似ているのでこの名があります。

やり方

① 山の体位で立ち、胸の前で合掌します。合掌は親指を交差させて、両手の平を合わせます。

② 息を吸いながら、両腕は両耳に沿わせて真上にあげ、全身を伸ばします。《071》この時、全身が上に向かってぐんぐん伸びていくイメージを描きましょう。

③ 顔を正面に向け、目線を決め、息をゆっくり吐きながら右腰をやや右へ押し出し、上に伸ばしている両腕を徐々に左へ傾けていきます。上半身が左へねじれていきそうな時は、左肩を前に出さず、体を正面に向けて正しく側面を伸ばすようにしてください。上半身を最大限に傾け、五呼吸くらい保ちます。《072》

④ 吸う息で上半身をゆっくりもどし、両腕を真上に伸ばし、次に吐く息で上半身を右へ傾け、左側面も同様に行います。

⑤ 吸う息で上半身をゆっくりもどし、両腕を真上に伸ばします。吐く息で合掌

の両腕をおろし、体をゆるめます。

◇アドバイス◇

初心者、高齢者の方は、肩幅の広さに両脚を開いて行うと安定感があってやりやすいです。

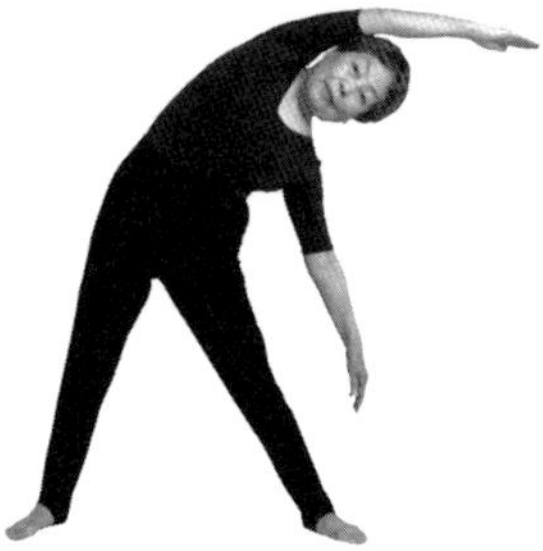

073

51 三角の体位（トリコーナ・アーサナ）

やり方

① 自分の足の三足分くらい開きます。
② 息を吸いながら手の平を下向きにして、両腕を肩の高さで横に伸ばします。
③ 右の手の平を上にし、息を吐きながら上体をゆっくり左へ倒し、右側面を伸ばします。この時、右腕は右耳の上にのせ、左真横に伸ばします。右側面は引き伸ばされ、左側面と左の腕はゆるめます。両足裏に均等に体重をのせます。この体位を五呼吸くらい保ちます。《073》
④ 吸う息でゆっくり上体をおこし、肩の高さに両腕を左右に伸ばし、吐く息で右手の平を下にして両腕をおろし、体をゆるめます。
⑤ 反対側も同様に行います。

倒立系の体位

頭を下に、脚を上にして、体を逆転させる体位で、「逆転の体位」「鋤の体位」「肩立ちの体位」「頭立ちの体位」などがあります。

最初に比較的やりやすい「逆転の体位」からはじめ、この体位を保持し、次に腰を曲げながら両脚は頭を越えた床におろしていき、「鋤の体位」へと進みます。この体位を保持し、「肩立ちの体位」へ移行する準備として頸椎と胸椎を伸ばし、「肩立ちの体位」へと進めていきます。

この三つの体位を行ったあとに、体の調和をとる意味で「魚の体位」を行います。三つの倒立系の体位と魚の体位を一つの連続の流れとして、ゆっくりと優雅に行えるようになりますと、楽しみでもあり、効果は計り知れないものがあるのです。一つ一つの体位を無理しないで行ってください。

「頭立ちの体位」はバランス感覚が必要です。練習中に転ぶことがありますので注意してください。指導者のアドバイスを受け、プロセスをたどりながら練習していくとよいでしょう。

倒立系の体位は、その魅力ゆえにすぐにでもやってみたくなりますが、次のような人は行わない方がよい場合もありますので、はじめに記しておきます。

(1) 心臓病の人、血圧の不安定な人で、動悸がし、呼吸が荒くなる人。
(2) 頸椎のゆがみ、むち打ち症、腰にゆがみのある人、脊椎に損傷のある人。
(3) 弱視、蓄膿症、中耳炎など首から上に心配のある人。
(4) 手術をして間もない人。癒着の心配がありますので、医者と相談して行いましょう。一般的には術後六か月たってからと言われています。

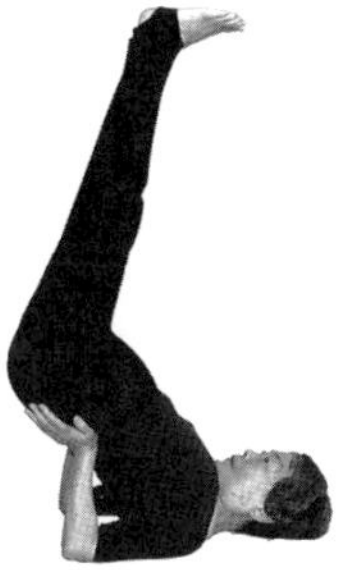

074

52 逆転の体位（ヴィパリータ・カラニー）

倒立系の体位をはじめる時はこの体位から入っていくとよいでしょう。体の重みを、頸椎、胸椎の一部分、肩、手、肘で分散して支えて保持しますので、無理がなくやりやすいです。「鋤の体位」「肩立ちの体位」へ進む準備として適しています。

さらに熟達したならば「ヴィパリータ・カラニー・ムドラー」（181頁）へ入っていくことができ、重要な体位です。

やり方

① 仰向けに寝て両脚を揃えて伸ばします。両腕は体に沿わせ、手の平は床におきます。

② 両足先に意識を向け、息を吸いながら両脚を揃えて、ゆっくりと床に対して垂直なところまで上げます。

③ 息を吐きながら腰を上げ、両手で浮いた腰を支え、ひらがなのやや立て気味の「くの字」の形で保持します。《074》

三十秒から秒単位で保持時間を少しずつ延ばし、三分間くらい保持します。この時頸椎をよく伸ばし、顎を喉によせることで、甲状腺、副甲状腺にゆるやかな刺激が入って、新陳代謝がよくなります。腹部はゆるめています。呼吸はリズミカルな腹式呼吸です。

④もどる時は腰を曲げ、両脚は頭を越えた床へおろしていきます。自然に「鋤の体位」（138頁）となります。ゆとりがあったらこのまま保持して鋤の体位を続けるのもよいでしょう。

⑤腰を支えていた両手を床におき、息を吸いながら両脚を頭に近づけて低くし、頸椎、胸椎、腰椎の順でもどしてきます。両脚は上にあがり、息を吐き、三呼吸くらい間をおき、ゆっくり両脚をおろし、シャヴァ・アーサナでくつろぎます。

◇アドバイス◇

❶ポーズを支えている手首、肘、肩に痛みやしびれがある時、また、耳がキーンとしたり、心臓がドキドキしたり、気分が悪い時は、あわてないで、ゆっくりもどしてくつろぎましょう。

❷甲状腺機能亢進症の人はやらないでください。

◇効果◇

❶体を逆転させるので頭部に血液が送られ、頭の疲れ、頭痛をとり除き、頭

の働きをよくします。

❷ 顎で甲状腺、副甲状腺へ刺激が入るので、新陳代謝がよくなり老化を防ぎます。

❸ 腹部の血液の循環をよくし、下垂気味の内臓を引き上げ、内臓の圧迫をとり除き、働きをよくします。

❹ 脚の静脈の流れがよくなり、足の疲れがなくなります。

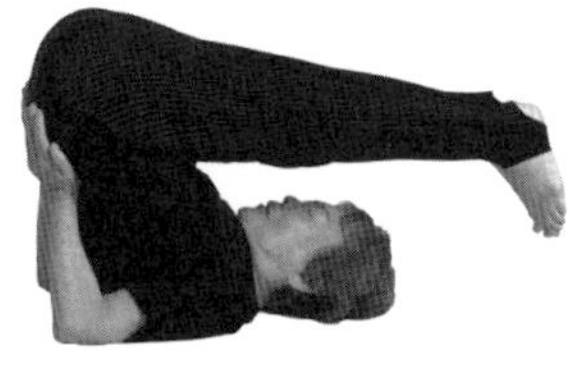
075

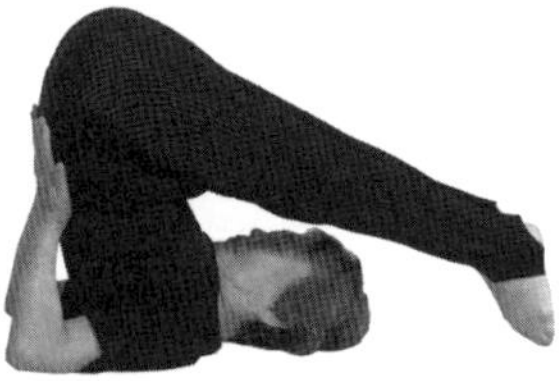
076

53 鋤《すき》の体位（ハラ・アーサナ）

できたポーズが土を耕す鋤に似ているのでこの名がついています。

やり方

①仰向けに寝て両脚を揃えて伸ばします。両腕は体に沿わせ、手の平は床におきます。

②両足先に意識を向け、息を吸いながら両脚を揃えてゆっくり床に対して垂直なところまで上げます。

③息を吐きながら腰を曲げ、両手で腰を支え、両脚は頭を越えて床へおろしていきます。この時、脚が床につかずに宙ぶらりんの状態になるのは、脊椎の伸びが足りないことと、腹部の筋力が不足しているためです。「半分鋤」の状態で行っていくうちにできるようになりますので、無理に早く足先をつけようとしないでください。《075》

根気よく続けていくうちに「鋤の体位」ができるようになります。《076》

④できた体位を五呼吸くらい保持します。呼吸は腹部を使った楽な呼吸です。保持していてゆとりがあったら、秒単位で少しずつ保持時間を延ばすとよいでしょう。鋤の体位が深まっていくと、頸椎が伸ばされて、腰は上にあがってく

53 倒立系の体位
鋤の体位

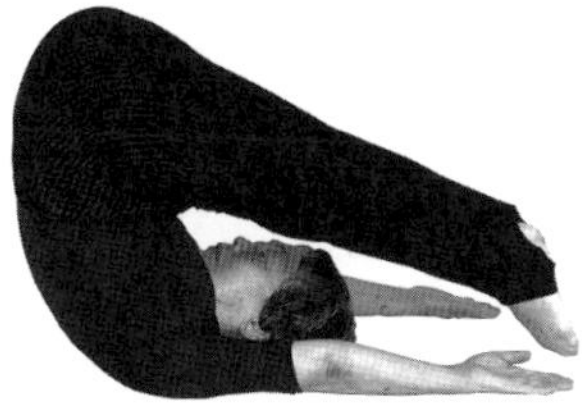

077

るので、腰を支えている手を離しても腰はおちません。そこで支えの手を離し、後ろの床へ、あるいは頭の方へおくのもよいでしょう。《077》

ゆとりがあれば両脚を少しずつ遠くへ伸ばし、それによって顎が喉へ刺激を与え、脊椎にわん曲が入るので、腹部が収縮して内臓によい効果が入り、さらに脳にもよい刺激が入ります。

⑤もどる時は「逆転の体位」と同様にします。シャヴァ・アーサナでくつろぎます。

◇アドバイス◇

甲状腺機能亢進症の人は控えてください。

◇効果◇

❶頭の深部の緊張がゆるみ、頭の疲れ、頭痛が軽減されます。
❷甲状腺、副甲状腺を刺激し、ダイエットにも効果があります。
❸内臓全般の働きがよくなります。
❹背骨が引き伸ばされ、しなやかになります。
❺首の筋肉が強くなります。

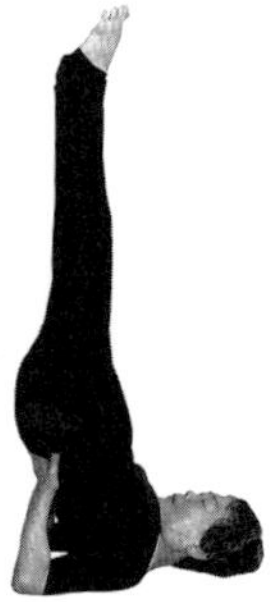

078

54 肩立ちの体位（サルヴァーンガ・アーサナ）

鋤の体位から入っていくやり方です。

やり方

① 鋤の体位を保持していて両腕を背中の方へ伸ばし、肘を広げないようにします。肘を折り、両手の平を肋骨の下端にあてます。

② 両脚を折り、腰を伸ばします。脚をまっすぐに立てていくと同時に頚椎をよく引き伸ばし、顎を喉へピッタリと入れこむようにします。後頭部、頚椎、肩、上腕部が床について、支えている手の平で背中を押すようにしながら、胸を顎へもっていくようにします。両脚は揃え、まっすぐ上に伸ばします。ろうそくを立てたような形なので、別名「ろうそくの体位」ともいわれています。《078》

③ この体位を、はじめは一分間くらい保ちます。慣れてきたら少しずつ延ばし、三分間くらい持続するとよいでしょう。腹部の力を抜いて、呼吸は静かな肺底呼吸（186頁）となります。

ヨーガのどんな体位にも共通していることは、保持している時は、安定して無理がないことです。

④息を吐きながら両脚を頭を越えた床におろし、もう一度鋤の体位になります。鋤の体位の時と同じようにもどり、シャヴァ・アーサナでくつろぎます。このあと「魚の体位」（116頁）を行い、調和をとります。

◇効果◇

❶全身を刺激し、血液の循環をよくし、肉体的、精神的によい効果があります。体をリフレッシュさせるのに最適です。
❷頭部、脊椎、腰、脚の血液の循環をよくします。
❸すべての神経組織を強くし調和させるので、ストレスと不眠症によい効果があります。
❹首を強くし、顎が甲状腺、副甲状腺を圧迫して活性化させます。
❺体が上下逆転するので内臓下垂の人は腹部の圧迫が除かれ、消化もよくなります。

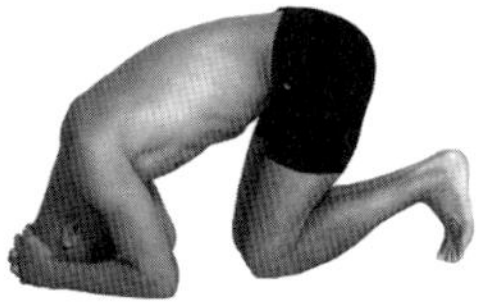
079

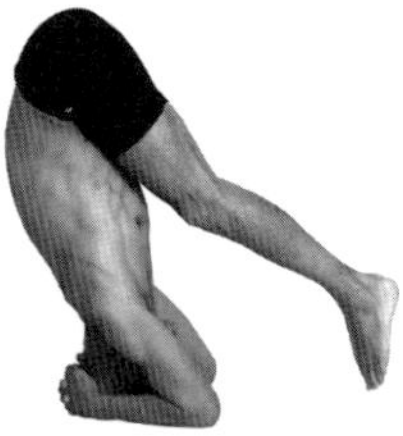
080

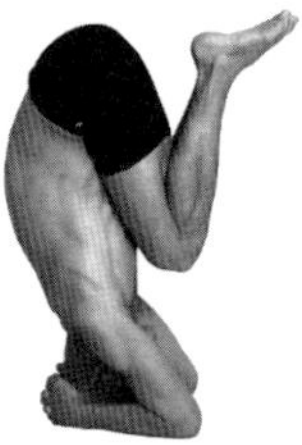
081

55 頭立ちの体位（シールシャ・アーサナ）

頭立ちの体位は、頭の頂点のわずかな一部分で全身を支えます。したがって、頸椎にゆがみがなく、筋肉が強く、背骨が立ってしなやかで、腰、腹筋が強く、身体感覚、体のバランスがとれている状態で、ヨーガの体位法に十分習熟してから行ってください。

肩立ちの体位が「母」であり、頭立ちの体位が「父」であるといわれ、両方の体位ができるようになると、いっそうよい効果を得ることができます。

やり方

①金剛坐（正坐）からつま先を立て、踵にお尻をのせます。

②手の指を組み合わせ、肘は肩幅よりやや狭く開き、組み合わせた手を床に立てます。

③腰を上げ、頭頂を組み合わせた手の内側の床におき、後頭部を組み合わせた手の平でかかえ込むようにします。《079》

④腰を上げ、膝を伸ばし、つま先を少しずつ顔へ近づけていくと頭で支えられた上体は少し後ろへ傾いていきますが、ある点までくると上体が後ろへ倒れようとする力と脚の重さとがつり合って、脚が自然に浮くようになります。

55 倒立系の体位
頭立ちの体位

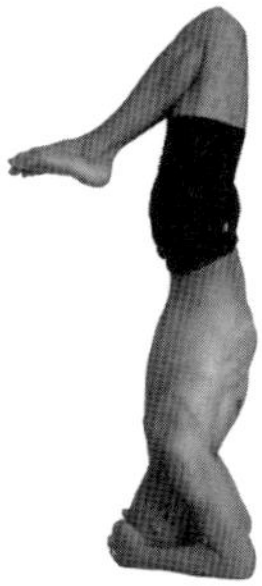
082

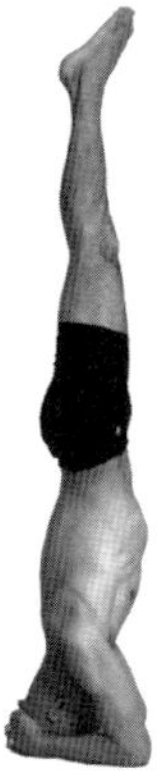
083

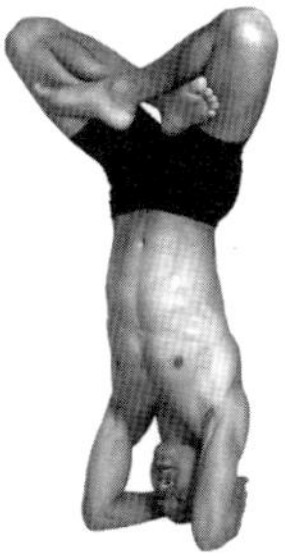
084

このバランスをとることが大切です。《０８０》

⑤膝を折り、太ももが腹にふれ、背中をまっすぐにします。《０８１》

⑥折り曲げている膝を上に向けます。《０８２》

⑦両脚を上に伸ばし、全身が一直線になるようにします。

前腕部や手は、バランスをとるための支えですので、体全体の重みは頭頂で支えます。《０８３》

静かな呼吸をしながら、はじめは十五秒から、慣れるにつれて少しずつ保持時間を延ばして、八分間を限度とします。この間、精神集中をし、瞑想をして保持するとよいでしょう。また、保持している時のポーズにはいろいろなバリエーションがありますが、熟達し、興味があったらおやりください。

《０８４》

⑧もどる時は、これまでの経過を逆にたどっていきます。

⑨もどったならば、握りこぶしを縦に重ねて床に置き、その上に額をのせて、逆流した血液がもどり、落ち着くのを待ちます。

◇アドバイス◇

❶最高血圧が一五〇以上、または一〇〇以下の人は、熟達者、指導者に相談してください。

❷心臓の悪い人、頸椎、腰椎にゆがみや異常のある人、弱視、耳に心配のある人、慢性鼻炎の重い人、ひどい便秘の人は控えましょう。

❸手術の後は癒着の心配がありますので、医師と相談してください。

❹激しい運動のあとはしないでください。

❺高齢者は加齢と共に筋力がおとろえるため、体にゆがみができやすくなります。バランスを崩して転倒することもあり、骨折しては困りますので、無理をせず、安定感のある「逆転の体位」「鋤の体位」を行ってはいかがでしょうか。

❻頭立ちの体位を行う前の準備として、「背中を伸ばす体位」（88頁）「肩立ちの体位」をよく実習してから入っていくとよいでしょう。

◇効果◇

頭立ちの体位はすばらしい効果があります。

❶頭部に多量の血液が行きますので、脳の神経組織全体が活性化されます。そのことで諸感覚器官の働きがよくなり、頭のつまった感じ、記憶力減退、

神経の緊張などが取り除かれます。

❷心臓より上にある内分泌腺に新鮮な血液が供給されるので、松果体《しょうかたい》、脳下垂体、甲状腺、副甲状腺の働きがよくなります。

❸腹部の内臓器官の圧迫が解放され、静脈の流れがよくなり、内臓の働きがよくなります。

バランスの体位

まっすぐしなやかな背骨、胸を高く上げ、ウエストは細く、腹はしまり、腰がヒップ・アップしていて、まっすぐ伸びた脚、骨格がしっかりとし、筋肉が強く弾力のある体は「ハッ」とするほど美しいです。

プロポーションのよい体ですと、バランスの体位はやりやすく、行っていて楽しいものです。しかし、加齢と共に猫背で腰が曲がり、脚はO脚へと変形し、さらに膝に痛みが出てきますと、バランスの体位はできなくなります。また、生まれながらにもっている体のゆがみ、あるいは怪我で体のバランスを崩した時もやりにくくなりますが、あきらめずにできるところまでやりましょう。

前屈、反り、ねじりの体位、足の基本体操を行い、姿勢を整え、筋力をつけ、高齢になってもやさしいバランスの体位ができるようにしたいものです。

バランスの体位の全般的な効果

(1) プロポーションがよくなります。
(2) 全身の神経と筋肉が整ってきます。
(3) ホルモンの分泌を調整し、血行がよくなります。内臓の働きがよくなります。

(4) 腰と脚の筋力がアップします。

(5) 心を一点に集中して行うので集中力が高まります。

(6) 自分の体のゆがみに気づき、そのゆがみを矯正しようという気持ちが湧いてきます。ゆがみが深くなると痛みが出てきます。また、転倒しやすくなります。年月をかけてゆがみを直しましょう。

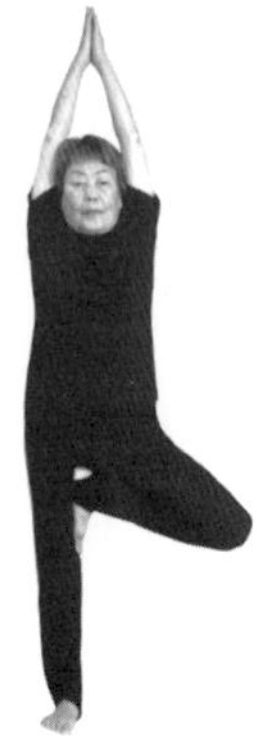

086

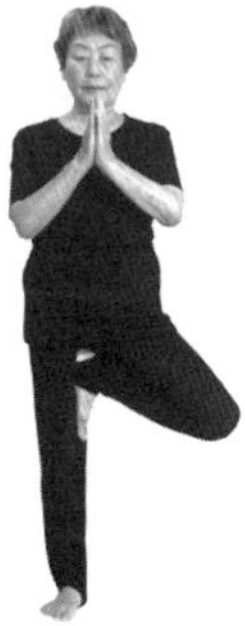

085

56 立ち木の体位（ヴリクシャ・アーサナ）

代表的なバランスの体位です。大地にしっかりと根をはって立っている「樹」をイメージして行ってください。

やり方

① 山の体位で立ちます。
② 右脚を軸脚とし、左脚にかかる体重を静かに右脚へ移します。左脚の膝を折り、左脚を右脚に沿わせて膝まで持ち上げます。
③ その足首を左手で持ち、左脚の踵を右脚の内太ももの付け根にあてがいます。左膝は横に向きます。
④ 軸脚の右脚の膝をよく伸ばし、まっすぐに脚を立て、体のバランスを整え、胸の前で合掌します。《085》
⑤ 息を吸いながら両腕を両耳に沿わせて、合掌の手をまっすぐ上に伸ばします。両肘を伸ばし、顎を引き、ゆっくりとした呼吸をしながら五呼吸くらい保ちます。この時、心の集中が大切です。《086》
⑥ 息を吐きながら合掌の手をおろし、脚をおろし、右脚に入った体重の半分を左脚へ移し、全身をゆるめます。

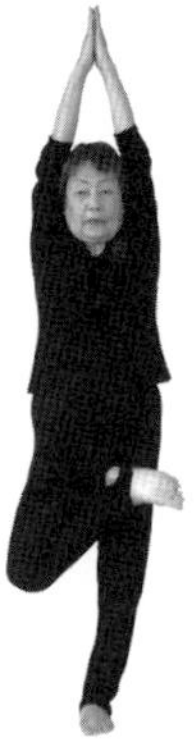

088

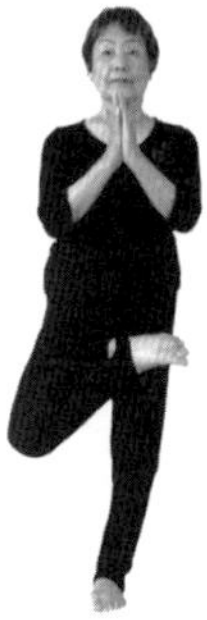

087

⑦ 反対側も同様に行います。
⑧ 足裏を前に向けた変化形があります。《087》《088》

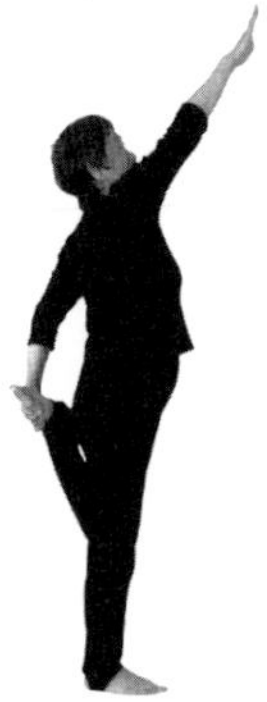
089

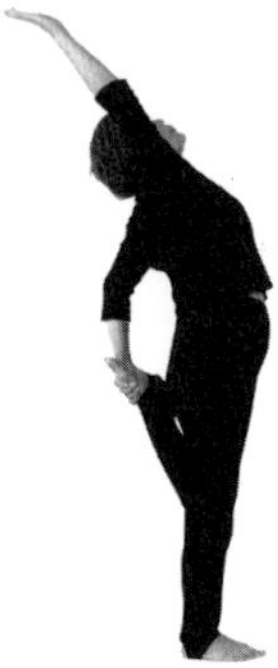
090

57 壮美な体位（ナタラージャ・アーサナ）

「破壊」と「再生」の両極端を司る最高神、シヴァ神。シヴァ神は静的であるかと思えば強烈なパワーを持っています。ヨーガの神でもあり、踊りの神でもあります。この体位は、踊るシヴァ神の壮美な姿を現しています。

やり方

① 山の体位で立ちます。
② 右手をまっすぐ上にあげ、肘を伸ばします。
③ 左脚の体重を右脚に移し、左脚の膝を折り、左手で左足の甲を持ち、踵をお尻へ近づけます。《089》
④ 息を吸いながら、腰から上の上体を後ろへ反らせ、左足を引き上げ、バランスをとりながら五呼吸くらい保ちます。《090》上体をもどし、右腕をおろし、次に左足をおろし、体をゆるめます。
⑤ 反対側も同様に行います。

57 バランスの体位
壮美な体位

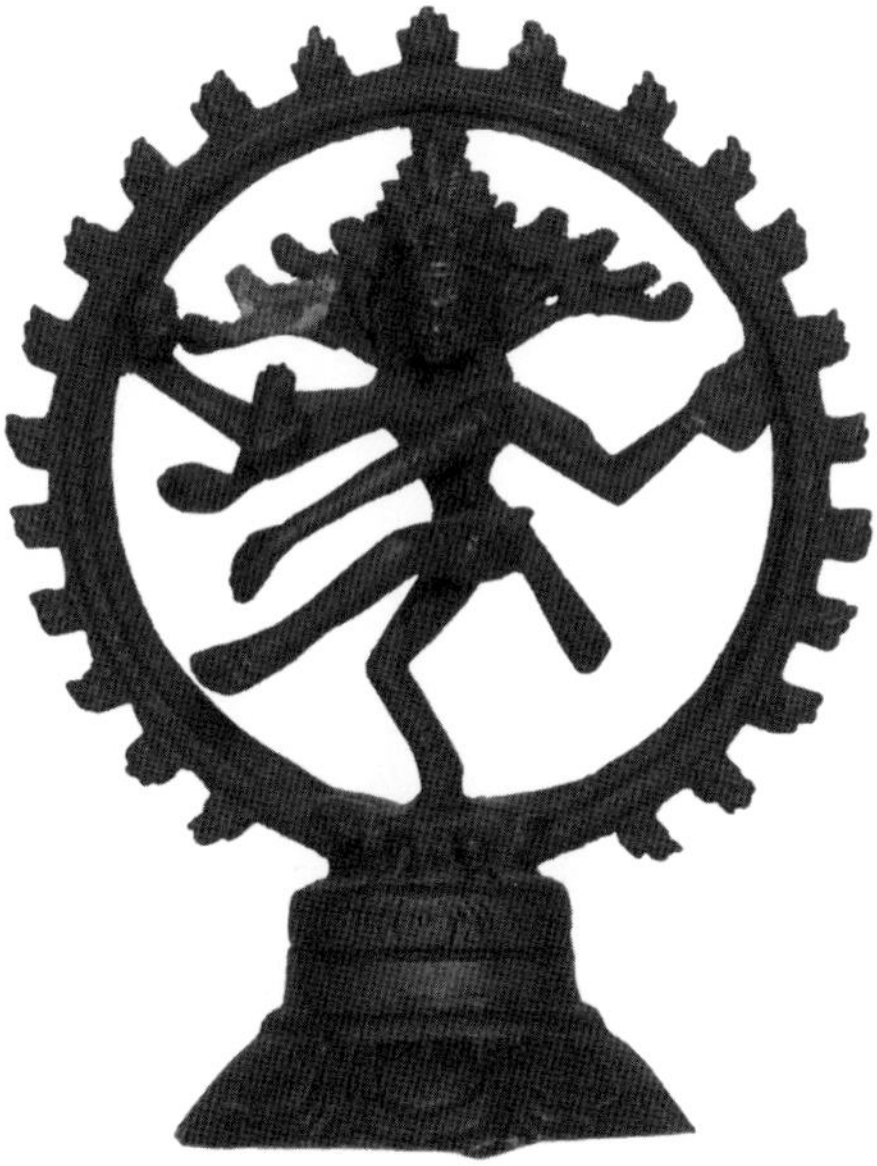

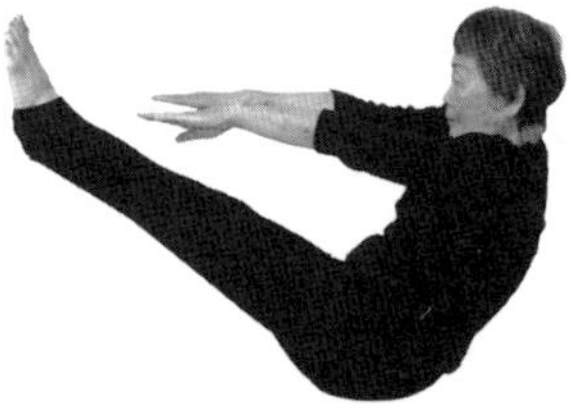
091

58 舟の体位（ナーヴァ・アーサナ）

「ナーヴァ」とは舟のことで、舟の形を作りバランスをとるポーズです。腹筋、太もも、腰が強くなります。

やり方

① 両脚を伸ばして坐ります。
② 両手を腰の横の床におき、上体を四十五度くらい後方に傾けます。
③ 息を吸いながら両脚を上げ、お尻でバランスをとり、両脚を頭よりやや高めに上げて普通呼吸で保ちます。
④ ゆとりがあったら支えの両手を床から離し、腕を前に伸ばして肩と水平にします。普通呼吸で、十呼吸くらい保ちます。《091》
⑤ 息を吐きながらゆっくり腕と脚をおろし、全身をゆるめます。軽い前屈をして、腰に入った緊張をほぐすとよいでしょう。

◇アドバイス◇

腰に痛みやゆがみのある時は、無理をしないようにしてください。

その他の体位

「ライオンの体位」と「太陽礼拝」をとりあげます。大変よい体位ですので、毎日おやりください。

59 ライオンの体位（シンハ・アーサナ）

威厳をそなえた雄々しいライオン（シンハ）が、両手の平を両膝におき、指を開き、眼をカッと見開き、口を大きく開け、舌を長く外へ出し、吼えている様子を現したポーズです。百獣の王ライオンの姿をイメージし、ライオンになりきっておやりください。

やり方

① 正坐をします。踵を立て、両膝を少し開けます。踵の上にお尻をのせ、膝の上に手の平をおき、背骨を立てます。

② 鼻から十分に息を入れ、その息を口から吐きながら背中を反らせ、肩から両腕をピーンと伸ばし、手の指を一杯に開き、口を開け、舌を口から外へ出し、顎の方へ十分に伸ばします。顎を胸へ引きつけ、目はカッと見開いて鼻先か

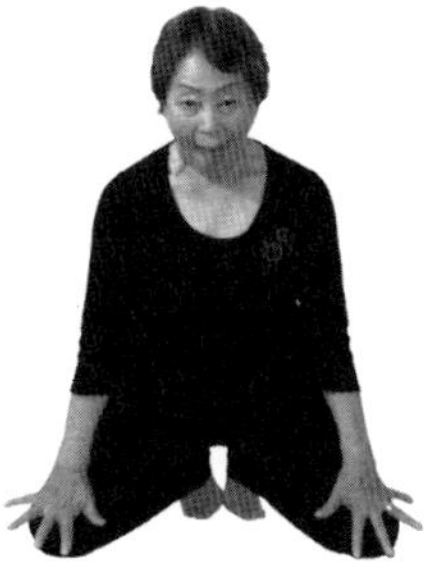

092

眉間を凝視します。
この時、顔面、全身は緊張します。《092》
③ 息を出しきったならば、息苦しくない程度に息を止めて体位を保ちます。
④ 息がほしくなったら、舌を口の中へおさめて全身をゆるめると、息は自然に入ってきます。
⑤ 息をゆっくり吐きながら全身の緊張をゆるめ、正坐にもどり、全身をリラックスします。
⑥ 三回くり返します。

◇効果◇

❶ 舌を出し、顎を胸につけ、喉を締めるので、舌の付け根の唾液線ホルモンの分泌をうながし、若返りに役立ちます。
❷ 喉を締めることで一時的に頸部の血流が制限されます。そのことで風邪のウイルスを弱め、風邪の予防になります。喉の痛みがやわらぎます。
❸ 顔の筋肉を極度に緊張させ、そのあとゆるめるので、血色がよくなり、皮膚をなめらかにします。

59 その他の体位
ライオンの体位

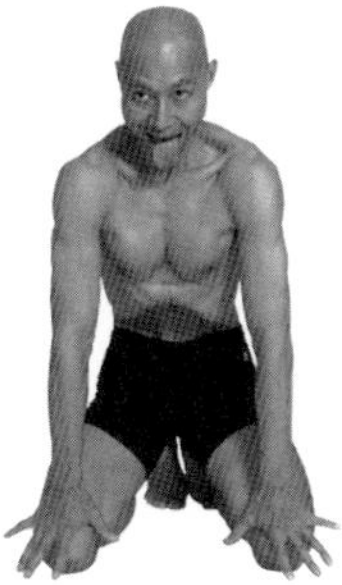

093

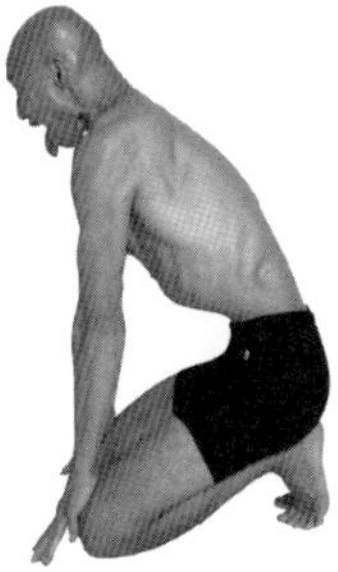

094

『ハタ・ヨーガ・プラディーピカー』（一・五二）には、「この体位はすぐれたヨーギーたちによって尊ばれるべきである。それは三つのバンダの統合をもたらすものである」（『ヨーガ根本教典』188頁　佐保田鶴治著　平河出版社）とあります。

三つのバンダとは、ムーラ・バンダ（肛門の引き締め／171頁）、ジャーランダラ・バンダ（喉の引き締め／173頁）、ウッディヤーナ・バンダ（腹の引き締め／175頁）のことです。三つのバンダの統合（バンダ・トラヤ）を行い、アパーナ気とプラーナ気（161頁）をマニプーラ・チャクラへ結び合わせてクンダリニーを覚醒させる（178頁）のがねらいです。

ライオンの体位のやり方に慣れ熟達した方は、息を吐ききって五秒から十秒間息を止めている時に、ムーラ・バンダ、ジャーランダラ・バンダ、ウッディヤーナ・バンダの順に入れていきます。《093》《094》

ゆるめる時は、入れた逆の順にバンダを解いていきます。

気力の充実を感じます。三回くり返します。

人間に本来そなわっているにもかかわらず、未顕現のエネルギー、クンダリニーの覚醒を可能とする、バンダを入れた「ライオンの体位」には魅力があります。

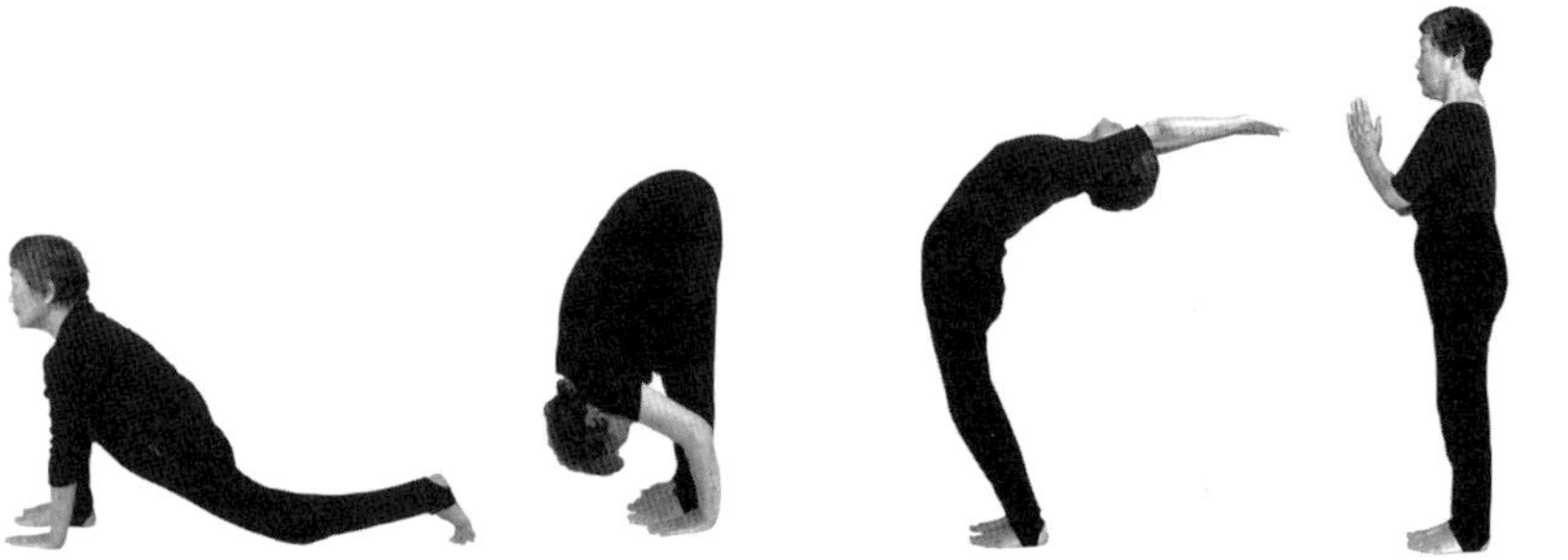

095
アナーハタ・チャクラ

096
ヴィシュッダ・チャクラ

097
スヴァーディシュターナ・チャクラ

098
アージュニヤ・チャクラ

60
太陽礼拝（スーリヤ・ナマスカーラ）

「スーリヤ」とは太陽、「ナマスカーラ」は礼拝という意味です。限りないエネルギーと光をそそいでくださる太陽へ、感謝と祈りの心を込めて、反りと前屈から成り立っている十二種の体位を連続の動きとして行います。十二種の体位の六番目の次には最高の礼法である「八体投地礼《はったいとうちれい》」が入っており、十二種の体位に適合した「チャクラ」（160頁）があります。チャクラへ意識を集中して行います。

前屈と反りの体位に習熟し、バランスのとれた体で心を込めて太陽礼拝を行っていますと、舞を舞っているように優雅で美しいものです。

やり方

① 山の体位で立ちます。呼吸を整えて合掌します。《095》

② 息を吸いながら合掌の手を上に伸ばし、手の平を前に向け、上体を反らせます。《096》

③ 息を吐きながら伸ばした腕と共に上体をおこし、深く前に倒し、両手は両足の横におき、顔を膝につけます。《097》

④ 右脚をまっすぐ後ろに伸ばし、つま先を立てます。左膝を折り、息を吸いな

60 その他の体位 太陽礼拝

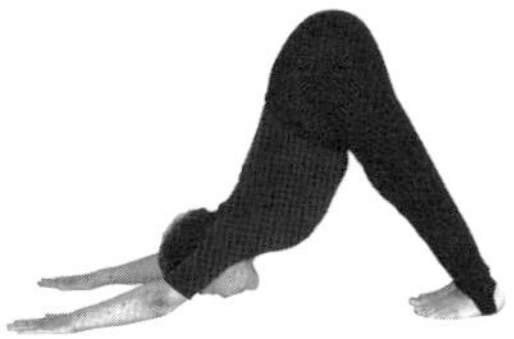

099
ヴィシュッダ・チャクラ

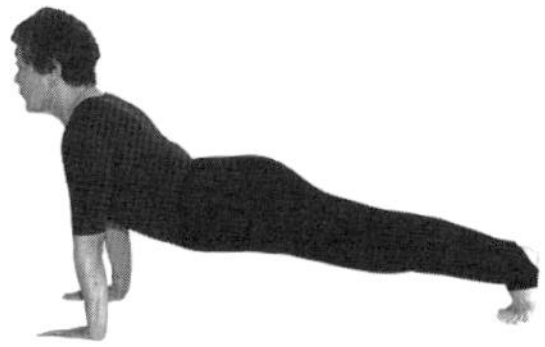

100
マニプーラ・チャクラ

101
八体投地礼

がら上体をおこし、顔を上げます。《098》

⑤ 息を吐きながら左脚を後ろに引いて、両足裏をピッタリ床につけ、両手で支え、腰を高く上げて胸を床におとし、三角形の山形をつくります。《099》

⑥ 息を吸いながら両踵を上げ、上体を両手で支え、体を前に押し出し、体全体を斜めに伸ばします。《100》

⑦ 息を吐きながら両膝を床につけ、両肘を折ります。この時、両肘を張らないように注意します。手と手の間に胸をおき、喉を伸ばし、顎をつけます。ここが最高の礼拝「八体投地礼」です。八体投地とは、額または顎、胸、両手、両肘、両膝と八つの部分が大地につくことをいいます。《101》

⑧ 息を吸いながら両手を床におき、両腕を立て、腰をおろし、上体を反らせます。《102》

⑨ 息を吐きながら両踵を床につけ、腰を高く上げ、胸をおとし、三角形の山形をつくります。《103》

⑩ 息を吸いながら右脚を両手のところまでふみ出し、顔を上げます。《104》

⑪ 息を吐きながら左脚を右脚のところにふみ出し、両膝を揃え、お尻を持ち上げ、両手の平は両脚の横におき、前屈をします。《105》

⑫ 息を吸いながら上体をおこし、両腕を上に伸ばし、上体を反らせます。《106》

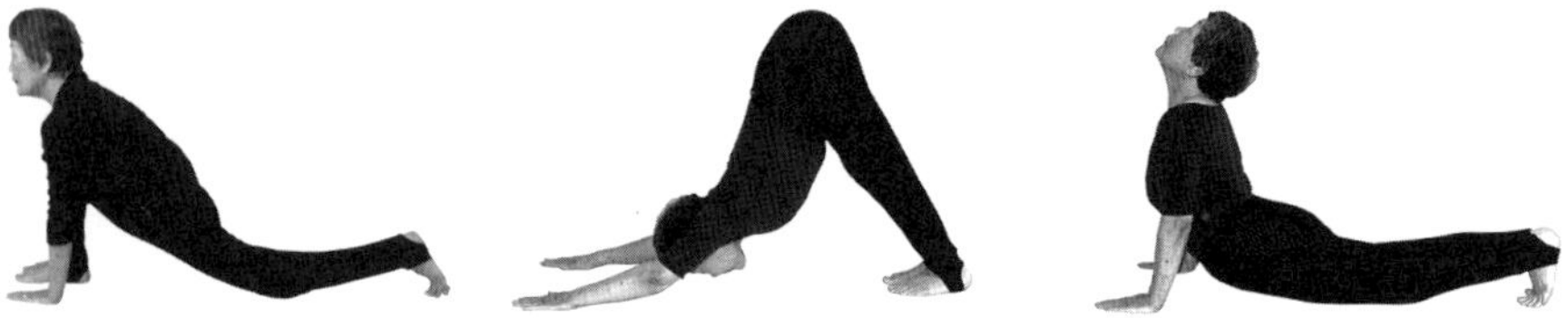

102
スヴァーディシュターナ・チャクラ

103
ヴィシュッダ・チャクラ

104
アージュニヤ・チャクラ

⑬ 息を吐きながら上体をおこし、山の体位にもどり合掌します。《107》呼吸を整え、体をゆるめます。

⑭ 二回目は同じやり方で、①②③を行い、④のところは左脚を後ろに引き、⑤⑥⑦⑧⑨を同様に行い、⑩では左脚をふみ出します。⑫⑬は同様にします。

⑮ 二回を対にして行ってください。

◇アドバイス◇

❶ 十二種の体位は呼吸をつけて行いますが、慣れてきたならば一つの体位をつくった時、三秒から五秒間くらい保持する間をおいて行うのもよいでしょう。

❷ 太陽を崇める「マントラ」が十二のポーズについています。マントラの力強いバイブレーションの響きを感じながら行うのもよいでしょう。

◇効果◇

❶ 脊椎が柔軟になり強くなります。脊椎の内部を走る神経組織によい刺激を与えます。

❷ 脚と腰が強くなります。

❸ 胸郭を広げるので肺の機能がよくなり、内臓の働き、血液の循環がよくなります。

60 その他の体位
太陽礼拝

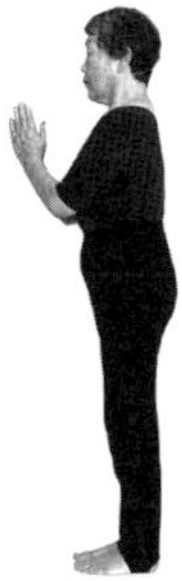

107
アナーハタ・チャクラ

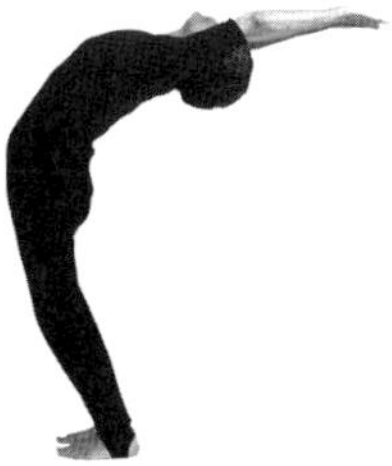

106
ヴィシュッダ・チャクラ

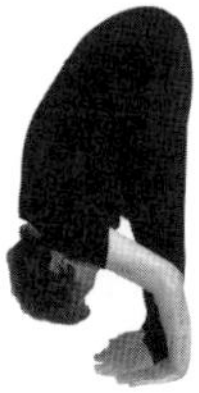

105
スヴァーディシュターナ・チャクラ

チャクラについて

「チャクラ」とはサンスクリット語で輪という意味です。ヨーガを修習し深めていくと、身体面、精神面をより高い次元へと昇華させることができ、チャクラが開発され進化するにつれ、以前は見ることも感じることもできなかった本質が観ぜられ、霊性が高まります。

低次元から高次元への自己実現を可能とする手だてとして、ハタ・ヨーガでは個体の中に温存しているクンダリニーを目覚めさせ、それによって下から上へと六つのチャクラを開いて進化していくことが可能といわれています。

ムーラーダーラ・チャクラ、スヴァーディシュターナ・チャクラ、マニプーラ・チャクラを開発することで健康感が高まり、さらにアナーハタ・チャクラが開くと慈悲の心が深まり、ヴィシュッダ・チャクラ、アージュニヤ・チャクラが開かれると、心が高い次元へと進み、霊格が高まるといわれています。

チャクラの図とプラーナ気（5気）

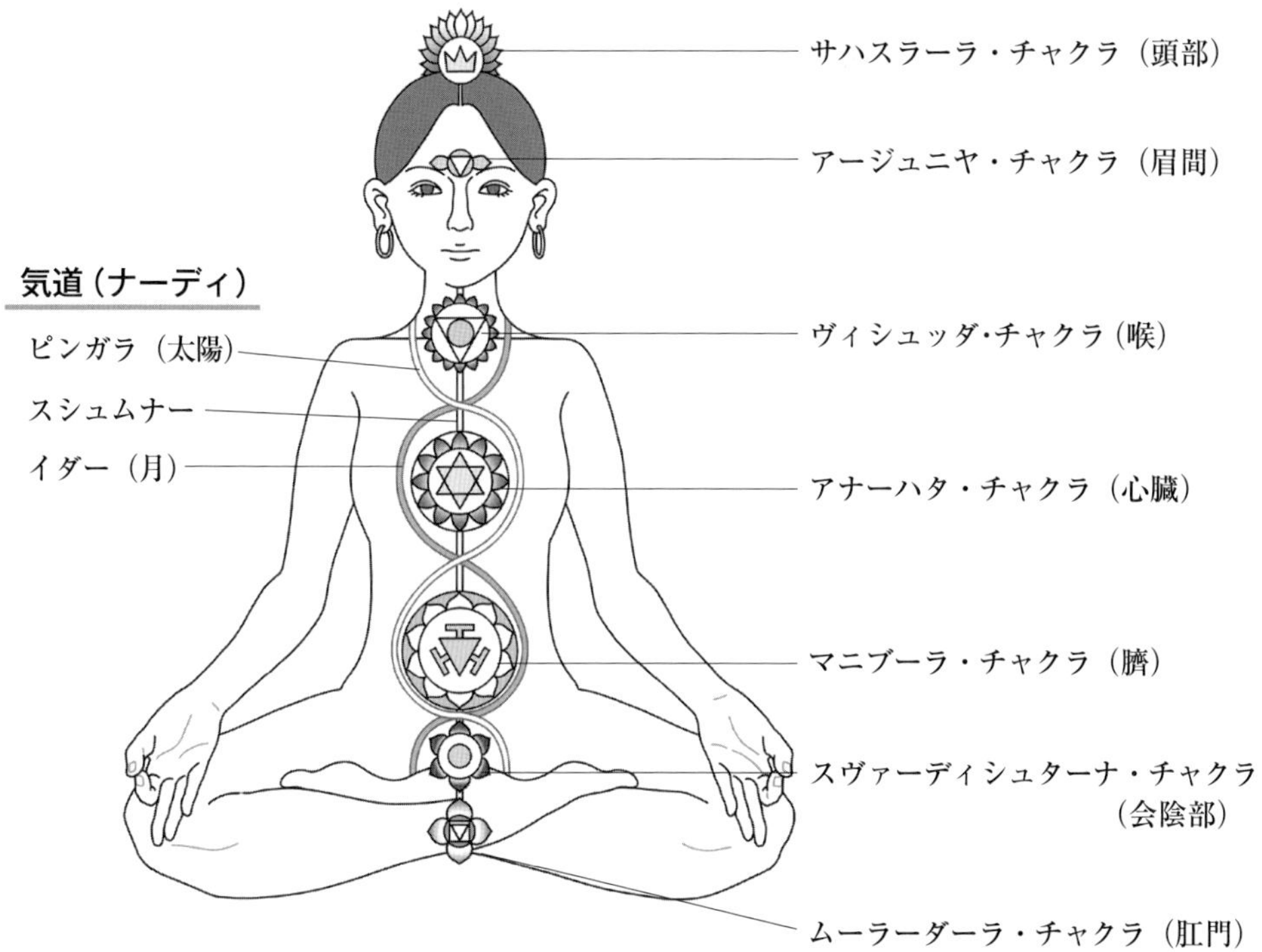

5気の流れ

1	プラーナ	鼻頭から心臓
2	サマーナ	心臓から臍
3	アパーナ	臍から足の裏
4	ウダーナ	鼻頭から頭頂
5	ヴィアーナ	全身にゆきわたっている

第5章　ヨーガ上級編

坐法

ヨーガにはいろいろな坐法があります。
どの坐法にも共通していることは、

1 上体をまっすぐに立てること
2 全身がくつろいでいること

これが「坐の二原則」です。

「上体をまっすぐに立てる」とは、上体が前後左右に傾いていないことです。背骨のもつ自然なわん曲をいかし、腰を立て、胸を前に張り出しておいて、顎をしっかり引いて、うなじをよく伸ばします。この時、顎を引きすぎて顔が下向きになりすぎては気持ちが陰鬱になり、引き足りなさすぎると心が散漫になるので注意してください。

「全身がくつろいでいる」状態になるには、肩の力を完全に抜くことが大切です。『ヨーガ・スートラ』(二・四六)には、「坐は安定していて、快適でなければならない」（『ヨーガ根本教典』110頁）と記されています。

脚を組み、背骨をまっすぐに立て、安定して快適に坐るには、数あるヨーガの体位法の中の「前屈」「反り」「ねじり」の三つの体位法を修習することが必要です。

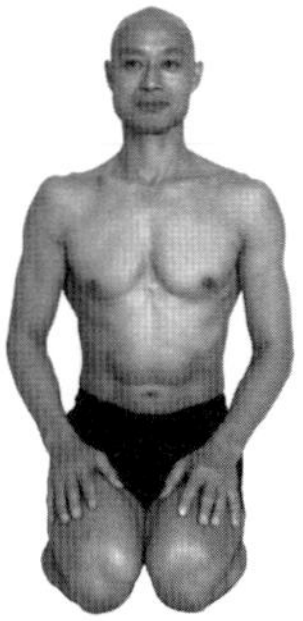

108

61
金剛坐（ヴァジュラ・アーサナ）

日本流の正坐、または端坐です。柔軟体操と簡易体操の「基本体位」で紹介してありますので、ここでは簡単に説明します。

やり方

① 膝を揃え、足の親指は重ねないでふれ合うようにします。お尻を足裏におろします。背骨はまっすぐに立て、顎を引き、うなじを伸ばし、肩の力を抜きます。

② 目は半眼です。半眼の時は鼻の先をながめるようにします。《108》

◇アドバイス◇

❶ 若い人や初心者の方は、椅子式の生活習慣に慣れて膝が固く、しびれがきて坐がつらいようです。足の基本体操をやりながら少しずつなじんでいくとよいでしょう。

❷ やわらかい座布団を用いて足の甲の痛さを軽くするのもよいでしょう。

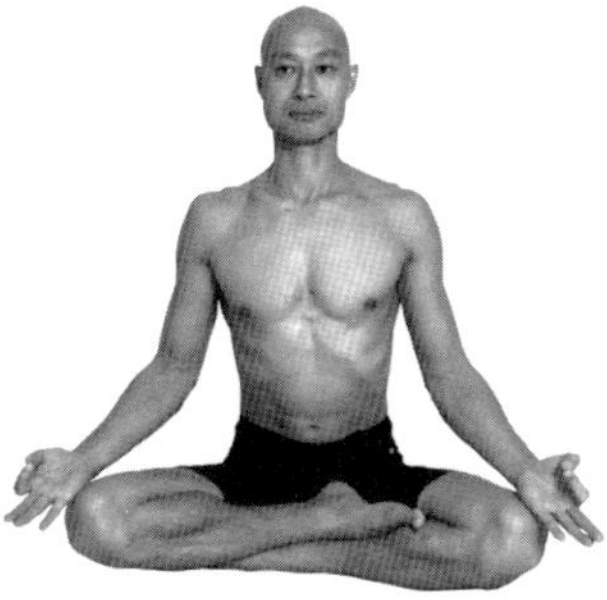

109

62 達人坐（シッダ・アーサナ）

「シッダ」とは霊的な聖人、達人を意味します。この坐法は心身をくつろがせ、最も安定した坐り方です。調気法、瞑想に適しています。

やり方

①両脚を伸ばして坐ります。
②左膝を曲げ、左足の踵を会陰部につけ、左足裏は右の太ももの内側にぴったりつけます。
③右膝を曲げ、踵を恥骨の前におき、右の足裏は左の太ももとふくらはぎの間にはさみこみます。
④両踵は上下に重なり合い、会陰部に引きつけます。
⑤手は膝の上にのせ「智恵の印相」（親指と人差し指で輪をつくる）をつくります。《109》
⑥脚の組み方は、左右時々換えてください。

◇効果◇

脚と腰を強くします。

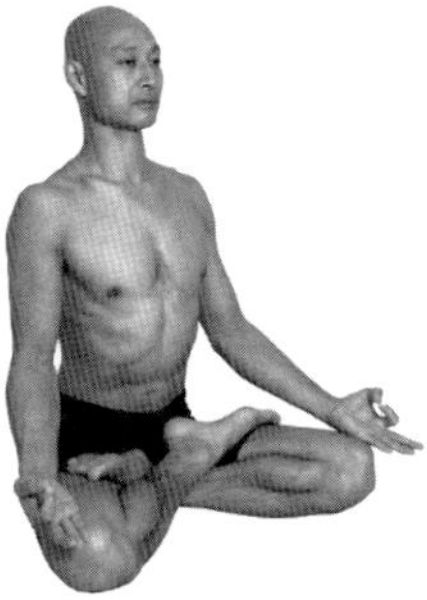

110

63 蓮華坐《れんげざ》（パドマ・アーサナ）

「パドマ」とは蓮のことで、この坐法は禅の結跏趺坐《けっかふざ》に似ていますが、違うところは深く脚を交差させることと、お尻に座布団をあてがわないところです。背骨を立てて坐ると安定していて大変美しい坐法です。達人坐と同様に、調気法、瞑想に適しています。特に調気法には安定感があって適しています。

やり方

① 両脚を伸ばして坐ります。

② 右脚を曲げ、左脚の付け根に高くのせます。次に左脚を右太ももの付け根に深くのせます。両足裏が上向きになるようにします。

③ 両手は膝の上におき「智恵の印」を組みます。《110》あるいは両方の手を上向きにして重ね、交差した足の中央にのせてもよいです。

④ 交差した脚を組み換えます。

63 坐法
蓮華坐

◇アドバイス◇

はじめはこの坐を組むことに苦痛を感じますが、それは足首、膝、股関節が固くなっているためです。足の基本体操や体位法を行うことで自然に坐ることができるようになります。

◇効果◇

尾てい骨と仙骨の神経を活性化させます。

バンダとムドラー

「バンダ」は締める、「ムドラー」は印、封印するという意味です。

ハタ・ヨーガにとってこの二つは重要な行法です。調気法や体位法に熟達し、体の内部感覚が感じられるようになってから始めてください。

自分の体の中に温存されているエネルギー「クンダリニー」を、バンダ、ムドラー行法を行うことで覚醒させ、より深いヨーガの恩恵にあずかることができます。

バンダ

「ムーラ・バンダ」、「ジャーランダラ・バンダ」、「ウッディヤーナ・バンダ」の三つを紹介します。

64 ムーラ・バンダ

「ムーラ」は根という意味です。肛門をすぼめて締め、排泄を司るアパーナ気（五種のプラーナのひとつ／161頁）を引き上げることです。アパーナ気は、平素は肛門の近くのムーラーダーラ・チャクラのところに位置し、大小便、汗、炭酸ガスなどの老廃物の排泄を司っている気です。臍から足の裏までの区域を支配しています。

『ハタ・ヨーガ・プラディーピカー』（三・六一）に、「カカトで会陰部を圧してコーモンを収縮し、アパーナの気を上方へ引き上げるならば、それはムーラ・バンダとよばれるムドラーである。」（『ヨーガ根本教典』235頁）と記されています。

やり方

① 踵で会陰部を圧して坐るには達人坐が適しています。

② 完全呼吸（186頁）を数回行い、息を吸い、その息を止め、ゆっくり肛門の括約筋を締め、アパーナ気をマニプーラ・チャクラへゆっくり引き上げます。それにつれて臀筋、骨盤全体が引き締まります。肩に力を入れないようにし、意識を集中して行います。この状態を三秒から五秒間保ちます。

③ 締めた肛門の括約筋をゆっくりゆるめ、止めていた息をゆっくり吐きます。二、三回繰り返します。

◇アドバイス◇

❶ ムーラ・バンダに慣れてきたならば、息を吐ききって息を止め、ゆっくり肛門の括約筋を締め、アパーナ気を引き上げ、体の内部感覚に心を向けて行います。目に見えない内面への気づきが深まり、このあとのウッディヤーナ・バンダがやりやすくなります。

❷ 力を入れ強引に行わないでください。やり損なうと消化器系統によくないのです。便秘になってはいけません。時間をかけて慎重に行ってください。

❸ 妊娠中、生理中はやらないこと。

◇効果◇

❶ 肛門の引き締めによって、その部分の末梢神経を通して自律神経に刺激を与えます。

❷ 集中力が高まります。

❸ 女性の尿失禁の予防となります。

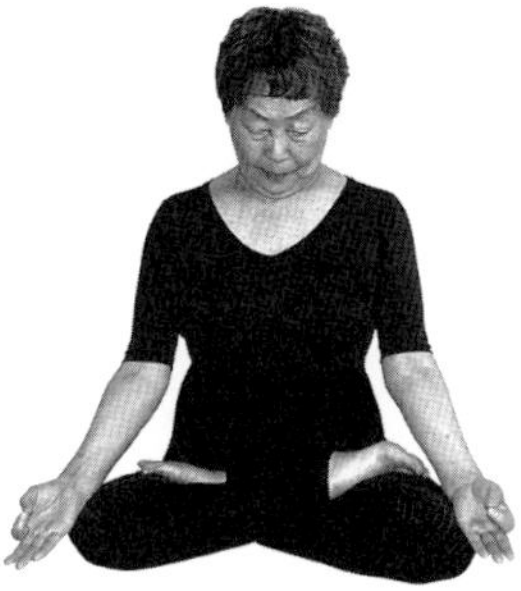

111

65 ジャーランダラ・バンダ

このバンダは喉の引き締めです。喉の引き締めによって生命のエネルギー（気）を止めることがねらいです。

やり方

①金剛坐、達人坐、蓮華坐のいずれかで坐ります。

②完全呼吸を数回行い、息が入ったところで息を止め、顎を前に突き出すようにしてから下の方へおろし、ゆっくりと顎をのど元のくぼみ（胸骨の上、左右の鎖骨の中間にできたくぼみ）に入れて押しあて、そっと顎をしゃくりあげるようにします。頸椎が伸び、胸椎を引き上げることになり、三秒から五秒間息を止めています。この時、肩、首筋、顔に緊張を入れないようにします。《111》

③喉のくぼみに押しあてていた顎をゆるめ、止めていた息をゆっくり吐いていきます。

◇アドバイス◇

❶顎を喉元のくぼみへ引き入れるには、頸椎と胸椎の伸びが必要です。その

ためには「鋤の体位」「肩立ちの体位」を行うとよいでしょう。

❷ 血圧の不安定な人は控えてください。

◇効果◇

❶ 喉のバンダによって咽頭神経叢へ刺激が入るので、喉によい影響を及ぼします。さらに甲状腺、副甲状腺にもよい刺激を与えます。

❷ 頸椎を伸ばし、喉のバンダを入れることによって脊髄が引き伸ばされ、脳によい影響があります。全身に活気が出てきます。

66 ウッディヤーナ・バンダ（内臓の引き上げ）

このバンダは、バンダの中で最上と言われています。

『ハタ・ヨーガ・プラディーピカー』には、ウッディヤーナ・バンダのすばらしさについて、次のように記されています。

「プラーナはこのバンダ（縄）にしばられて、スシュムナー管のなかをあまがけり上るが故に、ヨーギーたちはウディーヤナとよんだ。」（三・五五）

「おおどり（プラーナ）が疲れを知らず大空にかけり上ることが、すなわちウディーヤナである。」（三・五六）

「怠らずにこのムドラーを修習するならば、老人になっても若々しい。」（三・五八）

「まことに、ウディーヤナというバンダはあらゆるバンダのなかで最上である。ウディーヤナ・バンダをしっかりと行ずるならば、解脱はおのずから来る。」（三・六〇）（『ヨーガ根本教典』234～235頁）

ウッディヤーナ・バンダは立って行う体位、中腰、四つん這い、坐って、仰向けで寝て行う体位といろいろあります。

息を完全に吐ききったあと、止め、その間に腹部の締めつけを入れ、胸部

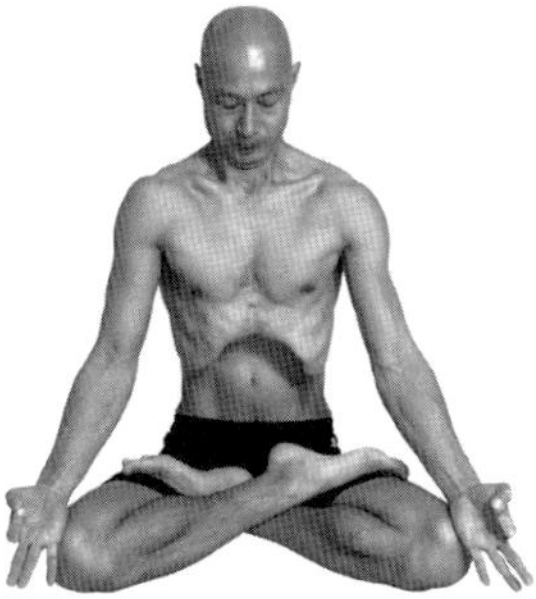

112

を外側に広げ、横隔膜を引き上げ、腹腔をお椀の底のようにひっこめます。
精神の集中力が高まり、腹部に対する感覚が鋭敏になります。

やり方

① 蓮華座（パドマ・アーサナ）で坐ります。

② 鼻から十分に息を入れ、次に口から肺の中の息を完全に吐ききったらそのまま止めます。胸郭を外側へ広げ、上へと引き伸ばします。それにつれて、腹部は自然に内側に引き込まれてひっこんでいきます。腹部に力を入れて無理矢理がんばって吊り上げてひっこませるのではないのです。この時、喉のバンダ（ジャーランダラ・バンダ）が入ります。ウッディヤーナ・バンダを行って保っている時は、腹部の引き上げによってムーラ・バンダが自然に入り、三つのバンダがいっしょに入っています。これを「バンダ・トラヤ」といいます。《112》

③ 戻す時は息を入れる少し前（三秒間くらい）に、上に引き込んだ腹部をゆるめ、引き上げた胸郭をゆるめ、鼻からゆっくり息を吸い入れ、ゆっくり吐き、体全体をリラックスします。

④ 三回繰り返します。

66 ウッディヤーナ・バンダ《バンダ》

◇アドバイス◇

❶ 空腹の時を選びます。朝、排便、排尿を済ませてから行うのが最適です。満腹だったり、胃に半分でも残っている時はやらないでください。内臓は上がりませんし、内臓によくないです。

❷ ひどい便秘、内臓疾患のある人は行わないでください。

❸ 妊娠中、生理中は行わないこと。

◇効果◇

❶ 腹部への精神集中が高まります。

❷ 太陽神経叢（マニプーラ・チャクラ）へ刺激が入り、自律神経の調子がよくなります。

❸ 消化器系統によい効果があります。

ムドラー

「ムドラー」は封印、とじこめるという意味です。各人の中に秘められた力の発動を可能とする、奥の深い魅力ある行法です。

『ハタ・ヨーガ・プラディーピカー』（一・二七）には次のような註解が記されています。

「クンダリニーは宇宙を創造し、そして動かしている力（シャクティ）が小宇宙である人体のうちにひそんでいる姿をいうので、ものすごい力を秘めた、潜勢的なエネルギーである。それは火炎や蛇にたとえられる。この蛇は人体の内部の生命の樹である背骨の最下部に三まわり半のとぐろを巻いて眠っている。クンダリニーとは「とぐろを巻いているもの（女性）」ということである。この蛇をなんらかの方法で目ざめさせると、脊柱の中央を貫くスシュムナーという不可視の細管のなかを上昇して、終には頭頂に達する。その時スシュムナー管の六ヵ所にあるチャクラ（センター、駅）を開くから、人間の本来もっているいろいろな能力や性質が、次第に低級なものから高級なものへかけて開発される。ハタ・ヨーガの根本目的は、上記のことをスムーズにそして効果的に起こすにある。」（『ヨーガ根本教典』178～179頁）。文中の〝この蛇をなんらかの方法で目覚めさせる〟方法が、他ならぬムドラーなのです。

『ハタ・ヨーガ・プラディーピカー』（三・五）には、「［ムドラー］それ故に、梵への道（スシュムナー）の入口に眠っている女神（クンダリニー）をなんとかして目ざめさせるために、行者は各種のムドラーの修練を積まねばならない。」（『ヨーガ根本教典』222頁）とあります。

ムドラーにはいろいろな種類があります。

ムドラーはバンダと関係がありますから、バンダを十分にやり込んでから行います。

ムドラーの特色として、次の三つがあげられます。

(1) **クンダリニーという霊的エネルギーを発動させるのを目的とすること**

(2) **吐く息、吸う息にバンダを入れ、息を一定時間止めておくこと**

(3) **精神の集中が入っていること**

この三つの特徴が入っていれば、どんな体位法、調気法もムドラーに転化していきます。

ヨーガの体位法に習熟したならば、体位法や調気法にムドラーを取り入れて行うことで大きな効果を得ることになります。高齢になっても気力を充実させて生きていくために、ムドラーは魅力のある行法です。

種々あるムドラーの中から「マハー・ムドラー」と「ヴィパリータ・カラニー・ムドラー」を紹介します。

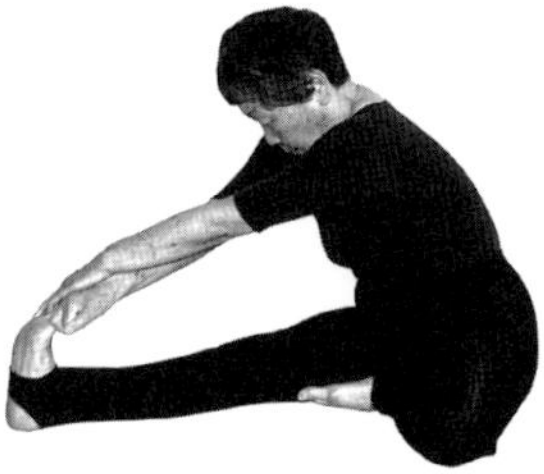

113

67 マハー・ムドラー

「マハー」とは偉大なという意味です。

やり方

①両脚を揃え、伸ばして坐ります。
②左脚の膝を折って横へ倒し、踵を会陰部にピッタリあてます。
③前に伸ばしている右脚を、右手で右足の親指をもち、次に左手で右足の小指の外側をもちます。
④腰を後ろへ引きながら、下腹をひっこめて息を吐ききり、次にひっこめた下腹をゆるめて息を入れ、腰椎を反らせ、胸郭を広げ胸椎を反らせながら息を入れ、さらに顎を上げ背骨全体を反らせます。
⑤入れた息を止め、上げた顎を喉のくぼみに強く引き込んで喉のバンダ（ジャーランダラ・バンダ）を入れ、息が苦しくない程度に保息（クンバカ）（189頁）します。目は閉じて、心は眉間に集中します。《113》
⑥喉のバンダをゆるめ、静かに息を吐きながら、両手を足から離して元へ戻ります。
⑦しばらく休んで、脚を換えて同じように行います。

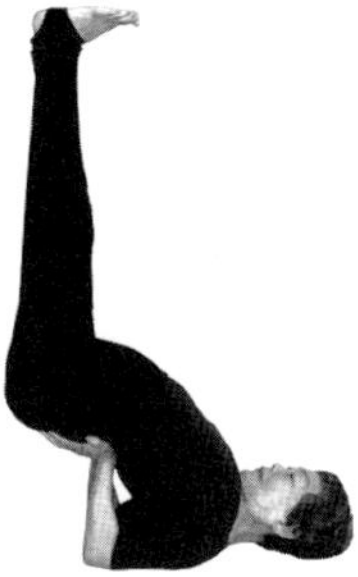

114

68 ヴィパリータ・カラニー・ムドラー

『ハタ・ヨーガ・プラディーピカー』（三・七七）には、「神々しい姿の月から流れ出る甘露はことごとく日が飲んでしまう。そのために肉体は老衰するのである。」とあり、註解として、「月（チャンドラ）は舌の根の上部にあって、不死の甘露（アムリタ）を分泌する。日（スーリャ）はヘソの下部にあって、甘露を消化してしまう。」（『ヨーガ根本教典』239〜240頁）とあります。

「逆転の体位」を毎日行うことでアムリタの流出を防いで老衰と死を遠ざけ、そこに「三つのバンダ」を入れてムドラーにして行うと、いっそう気力の充実がはかれます。

やり方

① 仰向けに寝て立て膝を作ります。

② 腰を浮かせ、浮き上がった腰を両手で支え、片脚ずつ真上に脚を上げ、後頭部を床に置き、立てた「く」の字を作ります。

③ これを保持することでムーラ・バンダ、ジャーランダラ・バンダが入り、腹部の内臓が横隔膜の方へ移行してきてウッディヤーナ・バンダが入ります。三つのバンダがいっしょに入って体の中のエネルギーセンターを封印します。《114》

調気法

プラーナとは

プラーナは宇宙のあらゆるところにみなぎっているエネルギーです。台風、雷、光、熱、磁気などはプラーナの現れです。

生命の誕生、生命の維持、生命の終わりまで、生きとし生けるものすべてがプラーナと関わっているのです。したがって、プラーナが体から去っていくことは「死」を意味します。

このプラーナをコントロールする方法として呼吸を使います。吸う息は自律神経の交感神経の働きでプラーナをとり入れ、体内のエネルギー化によって生じた二酸化炭素、活性酸素などの老廃物は、自律神経の副交感神経の働きによって吐く息で放出されます。

この働きは、左右の肺の中にある約三億個の肺胞によって行われています。

人間が体と心のバランスのとれた状態でしあわせに生きてゆくのには、調気法（プラーナーヤーマ）が大切です。

呼吸と心のかかわり

呼吸が乱れると心がゆれ動いて不安定となり、呼吸が整うと心が落ち着きます。日常生活でよく感じることです。

『ヨーガ・スートラ』（二・五二）に、「調気を行ずることによって、心の輝きを覆いかくしていた煩悩が消滅する。」（『ヨーガ根本教典』113頁）と記されています。

息を深く吸い入れ、背骨の中を通っているスシュムナー気道（161頁）から、体内の七万二千本の気道を滞りなく流し、吐く息の流れに心を向け、同じことの繰り返しを行うことによって、呼吸が自然に整い、心は安定してきます。その後、リラクゼーションへ入っていくと、心を重たく覆いかくしていた煩悩から解き放たれ、心は明るく安らぎに包み込まれていきます。

ストレスの多い現代社会を健康で心おだやかに生きてゆくために、調気法は心と体の支えとなり、ヨーガの本命である瞑想への心理操作の準備段階となっていきます。

調気法の実習

初心者の頃は、調気法は大切な行法であると知りつつも、目に見えないプラーナの操作なので軽くおざなりに行う傾向があります。

それに比べて体位法は形となって自分で確認できるので興味が湧き、よく実習をします。しかし、体位法に呼吸をともなわせて行うことから、呼吸が体の動きをいざなって体の内面へ深く入っていくことが体を通してわかるようになると、調気法への認識と追求心が湧いてきます。体と心との間をとりもっているプラーナを介してヨーガ行法があるのです。

調気法にはいろいろなやり方があり、奥が深いです。

体位法を行うことで、背骨をまっすぐ立て、横隔膜、肋間筋、胸郭の広がりや動きなど調気法をやりやすくする体をつくり、無限の可能性を秘めている調気法を深めてください。

繊細な心と根気と忍耐が必要です。

調気法を行う時の心得

(1) 空気が新鮮で静かな環境が理想的です。夜明け前は宇宙のエネルギーが濃いので最適です。
(2) 服装はゆったりとしたもので、特に胸部をしめつけないようにします。
(3) 食後は三時間たってから行います。空腹時が気持ちよくできます。

(4) 鼻の洗浄をし、口をすすぎます。排便、排尿をすませておきます。

(5) 興奮している時、イライラしている時はできません。心が落ち着いてから始めてください。

(6) 坐法は好みでよいのですが、背骨を限りなく立て、安定していて快適であることを心掛けてください。

(7) 吐く息はリラックスし、ゆっくり長く完全に吐くことで、吸う息は自然に入ってきます。

(8) 調気法のあと、三分から五分間の瞑想、またはシャヴァ・アーサナを行うと心が安らぎます。

69 完全呼吸法（基本呼吸法）

呼吸は自律神経の働きで自動的に行われているので、呼吸についての関心が少ないのが現状です。

普通呼吸は一分間に十六回くらいですが、日本人の平均呼吸数は一分間に十八回といわれ、せわしく浅い呼吸です。

そこで、いきなり調気法の実習にとりかかるのは難しく、危険ですらあります。完全呼吸法はヨーガの本式の調気法ではありませんが、調気法の基本です。まず、完全呼吸法から始めてください。

完全呼吸法を行うにあたって肺を三つの部分に分けます。

［1］肺底呼吸（横隔膜呼吸、腹式呼吸）

［2］肺の中部呼吸（肋骨呼吸、胸式呼吸）

［3］肺の上部呼吸（鎖骨呼吸、胸式呼吸）

ヨーガの調気法は胸式と腹式の両方を使います。強いて言えば、肺底呼吸が大切です。

肺の中部呼吸と上部呼吸は比較的やりやすいのですが、肺底呼吸は腹部と横隔膜に刺激を入れて行う部分をおろそかにしないでください。

完全呼吸法（基本呼吸法）

やり方

①背骨をまっすぐに立て、好みの坐法で坐ります。

②最初に腹を十分ひっこめて肺底部の息を出します。内臓は背骨に押しやられ、一部の内臓は上に持ち上げられ、収縮した腹筋の刺激で横隔膜は上にあがり、広がり、胃、肝臓の一部は横隔膜の下側に押し上げられ、肺底の息が出ます。次にひっこめていた腹部をゆるめると、腹が少し前に出て横隔膜が下がり、肺底に息が入ります。この時、腹を前に出して大きくふくらませると肺の広がりが悪くなり、肺の中部呼吸がやりにくくなりますので、ひっこめた腹を戻す程度にします。

③肺の中部呼吸は、中肺に息が入るにつれて肋骨はやや上にあがり、円型に広がって息が入ります。少しふくらみがちな腹部は平らになります。

④肺の上部呼吸は、上部の肋骨と鎖骨を広げ、上げ気味にして息を入れます。息が上肺に入るにつれ腹は締まり、胸郭は広がり、肺にプラーナが満ちていきます。

⑤肺にプラーナが入ったところで二秒から三秒くらい間をおき、その間に背骨を立て、顎をゆるめ、肩の力を抜き、ゆっくりと吐きます。息は自然に流れ出ていきます。いっぱいにふくらんだ風船がしぼんでいくように。心を吐く息の流れに向けて、マニプーラ・チャクラへと完全に吐いていきます。吐き

きって一秒から二秒くらい間をおき、この繰り返しを行います。

◇アドバイス◇

❶入息を三段階（②〜④）に分けて説明しましたが、慣れてきたならば区切らず、均一にスムーズに行います。

❷調気法での無理は心臓に負担がかかります。それが原因で脳に障害を与えてはいけません。気をつけておやりください。

◇効果◇

❶胸郭ががっちりとし、肺活量が増えます。

❷血液中の酸素の濃度が上り、心臓の働きを整え、血圧を下げます。

❸気分が明るくなり、心がやすらぎます。老化を防ぎます。

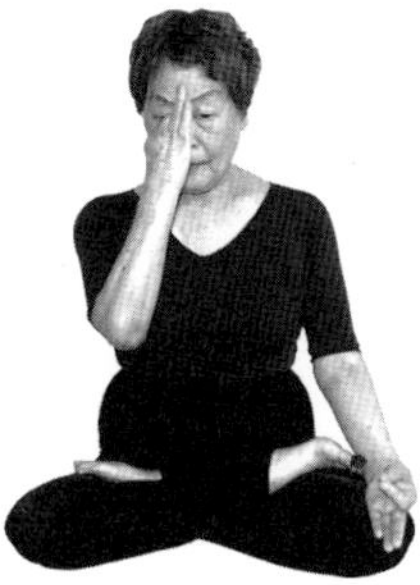

115

70 スクハ・プールヴァカ調気法

「スクハ」は快適な、「プールヴァカ」は、〜を主としたという意味です。息の出し入れは「完全呼吸法」のやり方にしたがって行い、保息（クンバカ）を加えます。保息（クンバカ）には息を吸って止める「プーラカ・クンバカ」と、息を吐ききって止める「レーチャカ・クンバカ」の二つがあり、スクハ・プールヴァカ調気法は息を吸って止めます。保息（クンバカ）が入っているので効果があり、すぐれた調気法です。

やり方

①背骨をまっすぐに立て、安定感のある好みの坐法で坐ります。
②右手の人差し指と中指を折り、親指を右鼻の外側にあて用意をします。腹をひっこめ両鼻から肺底の息を吐きます。
③右手の親指で右鼻の外側を押さえ、薬指を眉間に置いてひっこめた腹をゆるめ、左鼻から肺底に息を入れ、胸郭を広げ、肺の中部へ、さらに肺の上部へと完全呼吸法のやり方で息を入れます。《115》
④息が入ったところで薬指と小指で左鼻外側を押さえ、両鼻孔を閉じ、吸い入れた息を止めます。ゆとりがあったら喉のバンダ（ジャーランダラ・バンダ）

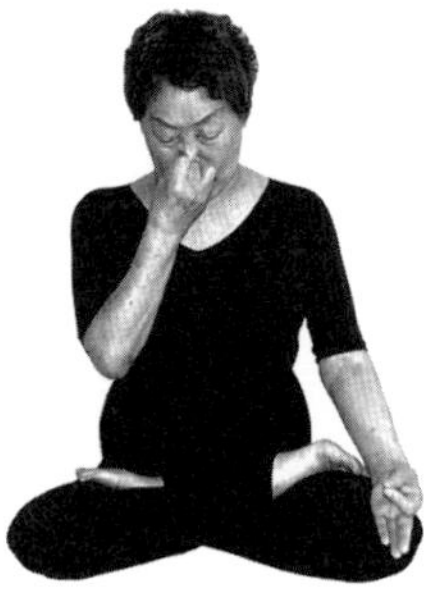
116

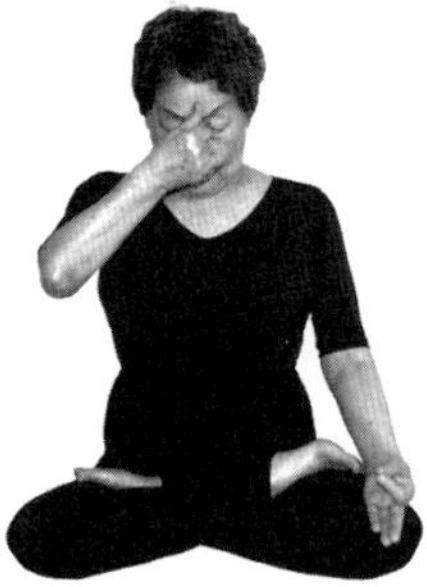
117

を入れます。《116》

⑤保息（クンバカ）が苦しくなる前に喉のバンダをゆるめ、右の鼻孔を閉じていた親指を離し、右鼻からゆっくり息を吐きます。《117》

⑥次に右鼻から息を入れ、親指で右鼻を閉じ、両鼻孔を閉じて保息（クンバカ）を行い、ゆとりがあったら喉のバンダを外し、左鼻を閉じていた指を離し、左鼻からゆっくり息を出します。往復して一ラウンドと数えます。はじめは五ラウンド、慣れるにつれ十ラウンドくらいに増やします。

⑦左右交互に行い、最後は左鼻から出して終わりにします。

◇アドバイス◇

❶この調気法は左と右の鼻孔を交互に使い、吸う息（プーラカ）～保息（クンバカ）～吐く息（レーチャカ）の三段階を繰り返します。三段階のそれぞれの息の長さに比率がありますので左の表を参考にしてください。

❷左鼻の息の流れる気道をイダー・ナーディ、右の気道をピンガラ・ナーディといいます（161頁）。両気道を交互に使うので両気道の息の流れや、通り具合の良否がわかります。気の流れの悪い時は「カパーラ・バーティ浄化法」（194頁）で気の通りをよくしてください。

スクハ・プールヴァカ調気法

呼吸三段階の比率と時間

比率と秒数 ＼ 呼吸の段階		吸う息（プーラカ）		保息（クンバカ）		吐く息（レーチャカ）
最初	比率	1	:	1	:	1
	時間（秒）	3”		3”		3”
慣れてきたら	比率	1	:	2	:	2
	時間（秒）	3”		6”		6”
理想	比率	1	:	4	:	2
	時間（秒）	3”		1 2”		6”

◆インドのヨーガ行者（ヨーギー）は

吸う息　：　保息　：　吐く息

20 秒　　80 秒　　40 秒

1 回の呼吸の合計は 140 秒となりますが、これは長い練習の結果、修得した長さです。

◆比率の基準単位は吸う息です。

※慣れてきたら吸う息の秒数を少しずつ延ばしてみてください

❸喉にバンダを入れ保息（クンバカ）を行う時は、眉間、首筋、肩に力を入れないようにします。心臓や血圧の心配な人、初心者は無理をしないようにしてください。

◇効果◇

❶保息（クンバカ）を入れて行うので、肺の中の酸素の吸収がよくなり、神経組織の働きが活発になります。血液は清められ、血液の循環がよくなります。

❷胸囲は広がり、肺活量が増大します。

❸精神集中の力が増します。

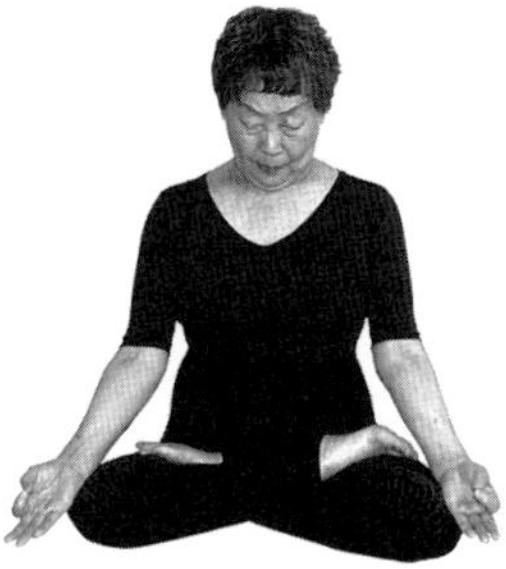

118

71 ウジャーイ調気法

胸郭を広げ、肋骨をやや上げ気味にし、喉のバンダを半分入れて行います。喉を半分閉じて息の出し入れを行うので、喉の奥の部位でかすかな摩擦音がします。

腹は締まった状態です。胸部で行う調気法です。

やり方

① 好みの坐法で坐ります。達人坐、蓮華坐が適しています。

② 腹をひっこめ息を十分両鼻から出します。

③ 喉を半分閉じ、両鼻から息を入れます。この時、腹をゆるめないで、やや締まった状態で胸郭を広げるようにします。喉が半分閉じているので喉の奥でかすかな摩擦音がします。

④ 息が十分入ったら、喉を完全に閉じ、顎をしっかり胸の上部につけ、喉のバンダを行い、保息（クンバカ）をします。腹は締まっています。《118》

⑤ 息苦しくならないところで顎をゆるめ、喉を半分開き、息をゆっくり吐きます。喉を半分閉めているので、吐く時も喉の奥でかすかな摩擦音がします。これを一回とし、始めは五回くらい行い、徐々に回数を増やします。

⑥終わる時は喉の半分のバンダをゆるめ、自然に息を出します。

◇アドバイス◇

❶高血圧の人、甲状腺機能亢進症のある人はやらないでください。

❷喉のバンダを入れ、保息（クンバカ）を行っている時、眉間や肩に緊張を入れないようにします。厳冬期は無理しないようにしてください。

◇効果◇

❶酸素の摂取をよくし、血圧を上昇させますので、低血圧の人に向いています。

❷神経組織によい影響を及ぼし、頭脳の働きをよくします。

72 カパーラ・バーティ浄化法

「カパーラ」とは頭蓋骨、「バーティ」は光、輝きという意味です。頭蓋骨の中の鼻の通路の通りをよくし、鼻づまりを治すと言ってよいでしょう。

ヨーガには浄化法が六種類あり、カパーラ・バーティ浄化法はその中の一種です。

『ハタ・ヨーガ・プラディーピカー』(二・二三)によれば、「身体の浄化をもたらす秘法である。それは異常な力を生ずる傾向をもっているので、すぐれたヨーギー達に貴ばれている。」(『ヨーガ根本教典』202頁)と記されています。

やり方

① 達人坐、蓮華坐が適しています。

② 完全呼吸法のやり方で両鼻から肺底の息を吐き、両鼻から息を入れます。入れた息を四分の三くらい吐き、残りの四分の一の息を、腹を急速にひっこめ、スシュムナー気道を下から上へ突き上げていくように息を瞬間的に激しく出します。ひっこめた腹は自然にゆるみ、その時息が入ります。出す息の方に

ウエイトを置き、入る息は自然にまかせます。この方法でリズミカルに繰り返します。

③ 終わる時は、瞬間に入った息を吐き、改めて息を吸い入れ、無理のない程度に息を止め、ゆっくり吐いて終わります。

④ はじめは二十回行い、慣れたならば六十回を一ラウンドとし、徐々に多くし、四ラウンド（二百四十回）くらい行ってください。

⑤ 両鼻で行うカパーラ・バーティに慣れたならば、片鼻で行うカパーラ・バーティを行います。左鼻で十回、右鼻で十回と片鼻ずつ交互に行い、三往復六十回と多くしていくとよいでしょう。

◇アドバイス◇

❶ 腰を立て、背骨はまっすぐに立てます。坐が安定していることが大切です。
❷ 腹部は動きますが、腰、胸部、肩は動かしません。顔、眉間はゆるめます。
❸ 一回の早さは一秒間に一回。慣れてきたならば一秒間に二回にします。
❹ 妊娠中、生理中の人は控えてください。

◇効果◇

❶ 多量の酸素が摂取され、二酸化炭素が排出されます。血液が新鮮になり、

調気法

72 カパーラ・バーティ浄化法

全身の細胞が若返ります。

❷鼻づまりを通し、呼吸器を強くします。

❸横隔膜の動きをよくし、消化力を強めます。

❹鼻から侵入した風邪のウイルスは含気洞《がんきどう》にとりついたところで浄化されるため、風邪の予防に効果があります。

❺精神集中が高まり、気分が爽やかで心が明るくなります。

❻片鼻で行うカパーラ・バーティ浄化法を行うと、左右の鼻の息の通り具合がわかります。

73 バストリカー調気法

この調気法は「ふいご」のような音を立てるので、「ふいご式調気法」とも呼ばれています。

『ハタ・ヨーガ・プラディーピカー』には、次のようにやり方と効果が記されています。

「(吐くイキが)音を立てて心臓、ノド、頭部にまで触れるようにして吐く。そして、すばやく、心臓に達するまでイキを吸うべし。」(二・六一)

「再び同じ仕方でイキを吐き、そしてイキを吸い、これを繰り返すこと、あたかも鍛冶屋《かじや》がふいごを力をこめて踏むが如くである。」(二・六二)

「この調気法は、すみやかにクンダリニーをよびさまして、気道を清掃し、快感を与え、カラダによい結果をもたらす。スシュムナー気道の入口をふさぐ粘液等の障害物をとりのぞく。」(二・六六)(『ヨーガ根本教典』213〜215頁)

息の出し入れは、喉を半分閉じ、ウジャーイ調気法で行いますので、前もってウジャーイ調気法を練習しておきます。

やり方

①喉に半分のバンダを入れて息を入れます。
②その入れた息を四分の三ほど吐いて、残り四分の一の息を急速に激しく心臓から頭部へ向け突き抜けていくように吐きます。喉のバンダが半分入っているので、喉の奥の方から摩擦音がおき、それがあたかも鍛冶屋の「ふいご」のような音をたてるのです。
③次に息を入れます。喉に半分のバンダが入っているので締めつけられ、入る息はゆっくりとなります。
バストリカー調気法は、入息に意識をおきます。胸郭、肋間筋を広げるようにし、三秒から六秒間くらいかけて入れます。この時、腹は締まったままです。
④繰り返し十回行います。慣れてきたら回数を多くします。

バストリカー調気法はこのほかに二種類あります。

両鼻で行うカパーラ・バーティ浄化法と、片鼻で左右交互に行うカパーラ・バーティ浄化法の最後に、喉のバンダを入れ、吸い入れた息を保息し、プーラカ・クンバカを行うと、バストリカー調気法となります。

◇アドバイス◇

パストリカー調気法

❶肺と心臓に心配のある人、高血圧、または低血圧の人、肺活量の少ない人は控えてください。
❷眼、耳に疾患のある人はやらないでください。
❸生理中、妊娠中はやらないでください。

◇効果◇
❶全身があたたまり、体力が旺盛になります。
❷消化力が高まります。
❸血液を浄化し、神経組織をととのえます。
❹ぜんそくの方にはよい影響があります。

プラーナーヤーマに感謝

宇宙からのありがたい賜りもの「プラーナ」を媒介とし調気法を行うことで、次のように感じます。

(1) 心が安らぎ、おだやかなやさしい気持ちになれます。
(2) 意識がはっきりとし、「ムドラー」を入れることで体の中に温存しているエネルギーが湧いてきて気力が充実し、強い信念を形成するのに役立ちます。
(3) 目では見えない微細なものが感じられ、感覚が鋭敏になります。
(4) 調気法を「架け橋」として、大宇宙(マクロ・コスモス)と小宇宙(ミクロ・コスモス)の合一融合を感じ、心をとらえていた淋しさ、悲しみ、恐れ……もろもろの苦しみから解き放たれ、心は自在な境地へと入ってゆけます。
(5) 瞑想へ入りやすいです。

しあわせな人生を送るためにも、また、いつかある日訪れるであろうこの世を辞する時、最後の息をゆっくり吐ききって静かに止息、シューヤカ(空息)、大宇宙への旅立ちへの最後の最後までお世話になる「プラーナーヤーマ」に感謝です。

森忠幸のヨーガの基礎知識③　ヨーガの瞑想と実修

瞑想はものを考えることを止める

ヨーガの瞑想は、人間がものを考えることを止めることをねらいとしています。『ヨーガ・スートラ』に「八部門」というのがあります。禁戒・勧戒・坐法・調気法・制感・凝念・静慮・三昧の八つですが、そこには瞑想という括りはなく、制感から三昧までがヨーガの瞑想といわれています。その中の静慮はディアーナの訳ですが、ディアーナは静かに思うことですからものを考えますが、何のために考えるかといいますと三昧に入るためです。

静慮では考えに考え抜きますが、その結果、考えることがなくなり、考えるという心のはたらきも完全になくなります。これが三昧です。

瞑想の想は考えることですから、考えて考えることがヨーガの瞑想だと思いがちですがそうではありません。宗教的な瞑想はすべて考えることを止めることです。

仏教もやはりそうです。道元禅師は「仏法を習ふといふは我を忘るるなり」と述べています。仏教ではなく仏法です。仏法を繰り返し、繰り返し修行することは自分を忘れることだと言っておられるのです。自分を忘れる、自我をなくする、そういうことが修行だというわけです。

この後ろに「我を忘るるといふは万法に証せらるるなり」と続きます。続けますと「仏法を習ふといふは我を忘るるなり。我を忘るるといふは万法に証せらるるなり」となります。これはヨーガ・スートラの思想と一致します。

●「我を忘れる」とは「万法に証されること」

問題は「万法に証せらるるなり」ですが、これはほんとうに悟りを得た人でなければわからないのではないでしょうか。筆者なりに解釈しますと、「証」は「さとる」とも読み、証人の「証」で、自分の眼でしっかりと見ること、直接、対象をつかむことです。犯罪や交通事故の現場に偶然居合わせ、そのできごとをまじまじと見る事が「証」で、あとになって頭の中で「ああだ、こうだ」と決めつけることではありません。

「万法に証せらるる」は「万法、我を証する」と同じ意味です。「この世界にあるすべてのものが、まじまじと自分を見ている」ことです。これは、自分と対象が一つになった境地で、これがつまり三昧の状態です。ヨーガ・スートラのプラクリティとプルシャの解釈と同じことだと思います。

このように対象と自分が区別されていない状態のことを「証」といいます。たとえば、ある庭の松を見て、「俺が松を見ている」と感じて、自分というものが目覚めているときはほんとうの「証」ではありません。

ですから、瞑想をして、ほんとうの三昧に入ったら、その瞬間は自分を忘れています。これが瞑想のねらいです。我々は、知性をはたらかせているときはいつも「自分」が生きています。自分が生きていなければ知性ははたらきません。そこで知性をいやになるほどはたらかせると、知性がパッと消える瞬間があります。その瞬間が我を忘れた心境になるわけです。そのとき、ふだんは頭の中で、愛とか平和とかという抽象的な概念にすぎなかったものが、具体的なかたちで、ほんとうに生きたものとしてあらわれます。どのようなかたちであらわれるか。これは経験した者だけにしかわかりませんが、これは「直観」ともいい、三昧の状態であるともいえます。

●瞑想は自分を対象にせよ

こうして瞑想の修行を続けるわけですが、大事なのは「自分を対象に修行する」ことです。はじめのうちは「自分とはこんなもの」と考えています。この段階ではもちろん三昧に入っておりません。これをどんどん深めていくと、それまで考えていた自分のイメージがパッと消え、ほんとうの自分があらわれてきます。あるいは「いままでの自分」と「ほんとうの自分」がひとつになる瞬間があります。このときあらわれてきたほんとうの自分が「真我」で、これが悟りだと思います。禅の悟りもそうでしょう。

したがって、ほんとうに悟った人の内には神さまあるいは仏さまがおられます。悟った人は「人間の真我は神さま」という体験からものをいい、それを我々は一つの教え、概念的知識として受け止めていますが、そうではなく、真我を三昧の状態でつかんだ人がおられるんです。つかんでみると、それは神さま・仏さまというより仕方がないわけです。

●瞑想は何の役に立つのか

それでは、瞑想はいったい何の役に立つのでしょう。それは瞑想をすると自我の観念が薄らいでくるからだといわれます。自我の観念が薄らぐと、心の悩みも減ってきます。では「自我とは何でしょう」。自我は「俺が、俺が。私が、私が、という心」です。でも自我はこの世に生きていく以上、やはり必要です。自分のものを他人のものと混同して平気で使ったり、自分のものを人に使われても平気でいるようでは、世の中、混乱して困ります。ですから我の観念は、必要なことは必要です。ただ、ある程度以上、我を強めたら、結局、自分を苦しめることになります。

実はここにヨーガの意義があるわけです。体操から入り、瞑想に進み、最後に三昧の境地を目指しているのですから。三昧に近づくにつれ自我の力が弱まってきます。自我は、真我の影ですから、自我に結びついている妄念、つまらない心を自我から引き離します。禅に「煩悩即菩提」という言葉がありますが、煩悩と悟り、自我と悟りは表裏一体ということではないでしょうか。

我々一人ひとりの心は水の張った田のようなものです。波が立つとそこに写っている月も揺れますし、波が静まってくると非常に美しい月が写し出されます。それと同じく我々の心に妄念がある間は真我も歪んで写ります。このときの我は非常にきたないものですが、しかし我を少なくすることはできません。そこで瞑想によって我をなくしていく。すると我は美しい自我として自分の中に現れてきます。このときの自我は煩悩などきたないものと結びついていませんが、ほんとうの真我ではなく、いわば真我の影です。これが瞑想のねらいなのです。この段階が過ぎ、心が深まっていくと自我の影は消えてしまいます。最後の段階には、真我だけになるのです。我々はそんな遠大なことを考えるより、妄念や煩悩に少しずつ支配されなくなり、自我はあっても、非常に安らかで楽しい生活がある、そういうことを瞑想、静慮のねらいとするのがいいと思います。

実際に瞑想を行いましょう。まず坐り方です。安定していて、苦しくなく、快適な感じで坐れるなら、どんな坐り方でもいいでしょう。大切なのは背骨を真っ直ぐにすることです。

具体的に真っ直ぐにする方法は、顎を下から上に引きますが、このときウナジ及び胸椎あたりの背骨の上も伸びるような感じをつかみます。背骨が決まったら、ヨーガでは目を閉じます。それから、舌の先を上顎につけ、瞑想中、舌が動かないようにします。手の指は親指と人差指で阿弥陀さまのような印相をつくってもいいし、膝の上に置いてもいいでしょう。

呼吸から心を放し、眉間に心を留めます。お釈迦さまは法華経を説く時、まず瞑想されたそうですが、三昧に入ると眉間にある白い毛が立ち、智慧が東方一万八千の世界を照らしたそうです。我々もお釈迦さまにならって眉間に心を留め、静かに呼吸して瞑想にはいりましょう。

森忠幸（もり　ただゆき）

1943年、石川県生まれ。北陸文学同人。石川県文芸協会会員。「たいまつ通信」編集、記者。ヨーガ禅堂「只行庵」主宰。石川県難病相談・支援センターにて、ヨーガの指導を行う。また、自らも十数年前に脊髄小脳変性症を発症、難病の認定を受け、現在、歩行障害、眼振と戦っている。
著作として『聞き書き抄　解説ヨーガ・スートラ』（日本ヨーガ禅道院）、『新生活ヨーガの実践』（山崎正編著［分担執筆］東方出版）、短編小説集『蟻』（澪標）など。

ヨーガと食生活

二〇一一年八月、イギリス・ロンドンのセントラルＹＭＣＡで、ヨーガをおすすめする機会がありました。レッスンが終わり質疑応答の時、まず最初に、「どうしたら太らないで年を重ねてゆけるでしょうか?」という質問がありました。私も観光をしていて、イギリスの中・高年齢者の方に肥満の人が多いと感じていました。そこで食生活を調べてみますと、イギリスの人たちはジャガイモを多く食べていました。有名なファーストフードに「フィッシュ&チップス」があります。それは白身魚のフライと山盛りのフライドポテトです。高カロリーの食べ物だと思いました。これでは肥満になっていきます。

さすがにこのような食生活は健康によくないということで、最近では欧米の人々の間でも日本食がブームになっています。昔から伝わる日本人の食生活は健康のためには大変よいものだったのです。

私たちは健康で長生きするためにヨーガを行っています。しかし、健康のためにはヨーガと同時に正しい食生活を大切にしなければなりません。

佐保田鶴治先生はご自身の著書の中で、「ヨーガと正しい食生活は車の両輪のようなもの、あるいは父と母のようなもの」と記しています。さらに、仏教の教えの中に、「一日一食は天人の食事。

一日二食は人間の食事。一日三食はけだものの食事」という言葉があることも紹介しています。

一日二食が人間にとって最もよい食事習慣だそうですが、現代は一日三食が一般的な習慣となっておりますので、ここで一日二食ではきびしいです。せめて食事のときには満腹にしないよう心掛けたいものです。つまり昔から言われているように「腹八分目」にとどめることが健康のために大切なことでしょう。胃の半分が食べ物、四分の一が水分、四分の一は空けておくとよいとされています。もう少し食べたいところで箸を置くとよいのでしょう。満腹感は食べ過ぎの危険信号なのです。

食べ物の種類については、穀類、植物性食品、動物性食品を調和よく摂ることが大切です。割合は植物性食品を三、動物性食品を一にし、特に肉食に偏らないようにします。

穀物では玄米がよい栄養素を含んでいます。大豆及び大豆製品は良質のタンパク質に恵まれ、種を撒くと芽の出る食品にはエネルギーが蓄えられています。

新鮮な旬の野菜、果物、海草類、木の実、卵、牛乳、ヨーグルト、小魚。これらの良質な食品を組み合わせて、体によい食生活を考えてください。

ウポワズ

インドでは断食のことを「ウポワズ」と言っています。

前田行貴先生の著書『釈尊の食法とウポワズ』には、「ウポワズ（お断食）とは、自分の本性である神に還ることである。自我を捨て、謙譲な心になって大自然に全託する至高の行法である。」

と記されています。

日々の暮らしの中で、会食、外食が続き、つい偏った食生活になることがあります。その時は思い切って一日断食（ウポワズ）をおすすめします。一週間に一度日曜日があるように、消化器にも一週間に一回の休日を与え、黙々と働いている内臓をいたわってあげてください。

ウポワズの方法は、昼食を普通にとり、夕食と翌日の朝食を抜きます。または夕食をとり、翌日の朝食と昼食を抜いてもよいです。この間は固形物は一切口に入れません。水分は十分とります。二十四時間経過したならば、五種以上の出盛りの色とりどりの新鮮な野菜、果物を大皿に盛り合わせ、軽く塩をふり（油性のドレッシングは避けます）、飢餓感がなくなるまで食べます。野菜の線維素は腸のぜん動運動を活発にし、腸の大掃除をしてくれます。

ウポワズをしている時は、人ごみの中へ行かないで家でゆったりと静かな時を過ごします。

この時、ヨーガを行うと、飢餓感を忘れ、心身の内部感覚が研ぎ澄まされ、体位法、調気法、ウッディヤーナ・バンダがやりやすく、瞑想も入りやすくなります。ヨーガが深まり、心と体の浄化のためにもよい方法です。

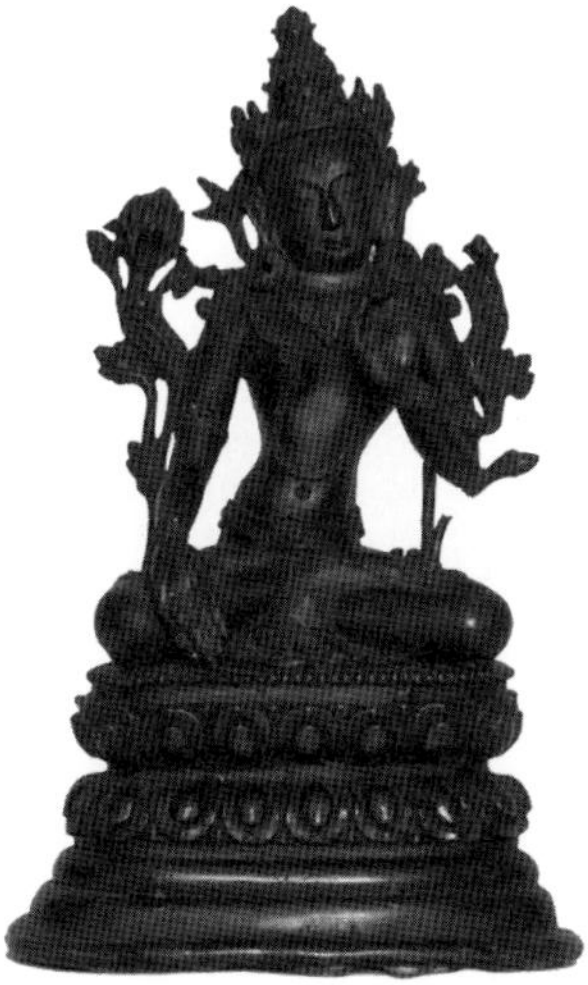

対談　森忠幸×角田照子「ヨーガとともに四十年」

角田　本日は、長年のヨーガの同志である森先生に貴重なご意見をいろいろと伺いたいと思います。

森　よろしくお願いします。角田先生とは、最初は佐保田鶴治先生のところで出会ったんでしたね。わしは京都の日本ヨーガ禅道友会の本部道場に通っていて、当時、番場一雄先生が年に一度、宇治市の心華寺で、佐保田先生を講師にお招きし、全国から二百数十人の道友が参加して、特別研修会を開催されていました。角田先生とお会いしたのはその会でしたね。先生は、四十代でしたかね？

角田　そう、四十代です。私は四十五歳からヨーガを始めて、あと少しで八十八歳ですから、もう四十三年になりますね。森先生は？

森　わしはヨーガをやって、四十年ちょっとになります。昭和四十八年に京都のアシラムに出かけて行って、佐保田先生にお会いしたのですが、その一年前に金沢の知り合いにつれられて先生の講演を聞きに行ってますから、お顔は知っていたんです。わし、その頃空手をやっていて、空手の指導者もやっていて、ヨーガ道場で初めてヨーガを見たとき「なんやこれ」と思ったのを覚えています。空手と比べてあまりにも頼りないものだったんでね。そのうちに空手もやめてしまったのですが、そしたら体が太ってきて、そのために何かしなければと思いまし

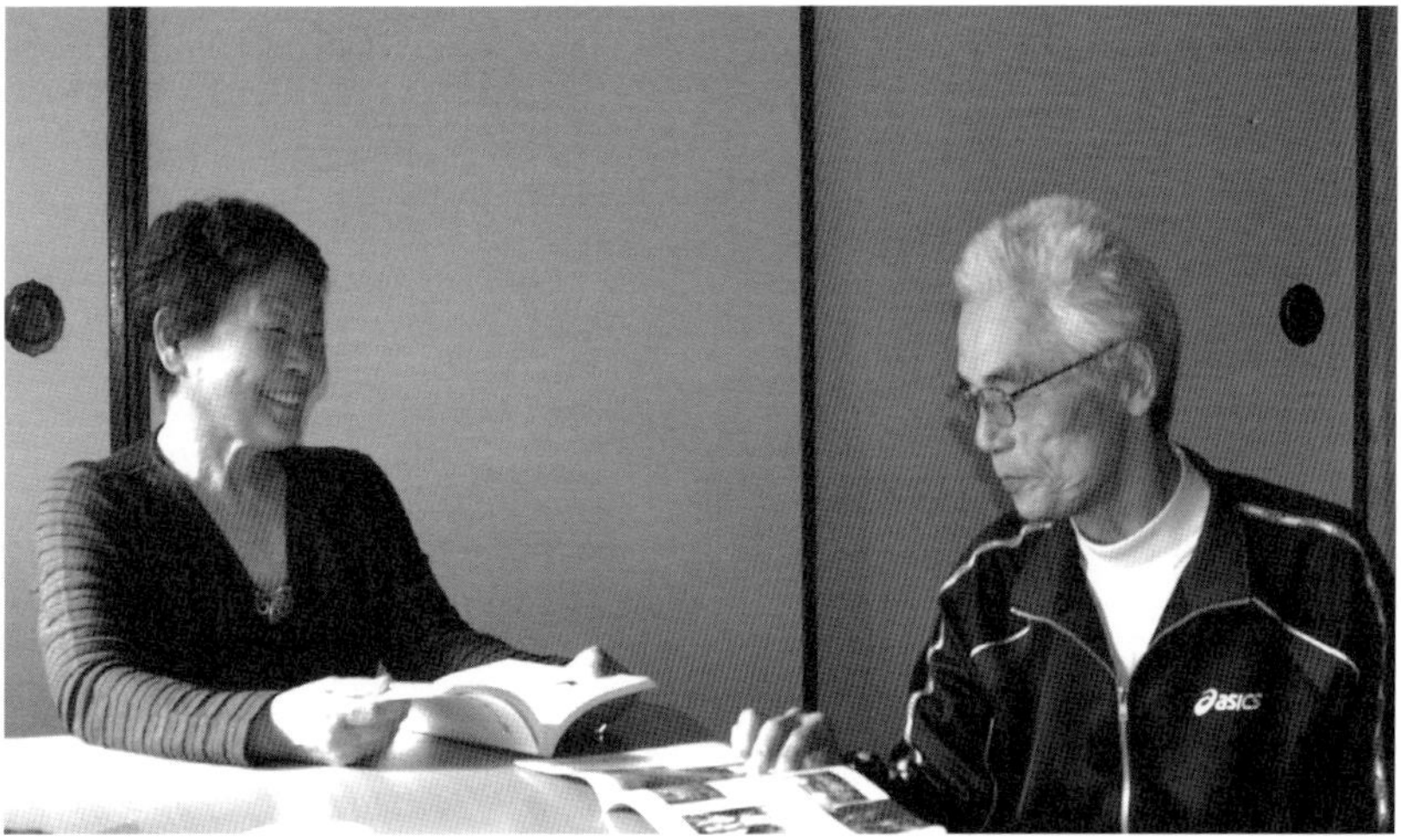

てね。空手はそのとき二段だったんですが、このまま続けるのはしんどいし、それで書店に行ったら、そこで佐保田先生の『ヨーガ入門』に出会ったんです。この本読んだら、あれヨーガってちょっと変わったもんやなぁて感じになって。そして、京都に行ったんです。ちょうどそのとき土曜日だったもので、佐保田先生が初めて道場へ来た者に直接指導をしてくれたのです。その日はわし一人で、わしの言葉を聞いて先生が、「あれ、君、石川県やな」って言うんです。「はいそうです」って答えたら、先生は「わしは福井県出身やけど京都に長いことおる。君の言葉、懐かしいなぁ」と言われましてね。それが昭和四十八年の四月、僕が三十歳のときで、四十年前。それからずうっと京都に行ってます。

角田　森先生、三十歳のときですか。空手からヨーガの方にいかれたのはどういうきっかけですか?

森　すごく単純なんです、空手はしんどい、ヨーガはそんなにしんどくない。佐保田先生は「ゆっくり、

ゆっくり、なめらかに」と言われて。ああ、これやったら少々歳がいってもできると、単純にそう思ったんです。最初は太るのを防止するために始めたんですね。ところが何年か経つうちに、これはそんなもんじゃないなという感じになって。佐保田先生は京都大学のご出身であり、この先生タダものでない、この先生のいうことを信じてみよう、ついていってみようと。それと、ちょうどその頃、知り合いに誘われて、三島の沖ヨガに行くことになって、佐保田先生のやり方とまったく違うやり方に出会ったのもきっかけといえばきっかけです。

角田　まあ、森先生も沖ヨガに行かれたのね。私も最初そうだったんです。

森　ほう。と、いいますと？

角田　夫の角田が埼玉新聞に勤めていて、その新聞社の社長さんが私にヨーガを埼玉で広めさせたいという意向をお持ちだったんです。それで、その社長さんからインドのヨーガをやっておられる沖先生という方を紹介していただいたんです。

森　角田先生はその当時、すでにヨーガをやっておられたのですか？

角田　いえ、まったくやっていなかったんです。でも私は、お釈迦さまの国である天竺への淡い憧れみたいなものを、娘時代からずっと持っていました。「生きること」「死ぬこと」とは何だろう？って、そんな思いがずーっとあったんです。だから沖ヨガにもすぐに行ってみたんです。そしてそのあとしばらくして、広池秋子さんから、「ヨーガに興味があるなら佐保田先生という方がいらっしゃるから、行ってごらんなさい」と紹介していただいたのが私の運命を変えることになりました。私が四十七歳の時です。

森　わし広池さんとはヨーガじゃなくって、作家で少し知っていたんです。

角田　まぁ、夫の角田と広池さんも作家同士で知り合いだったのよ。

森　なるほど、ヨーガへの道もいろいろありますね。僕はヨーガよりも小説のほうが長いんです。書き始めたのは十七のときですからね。僕の直接の先生は中村慎吉という詩人ですが、その先生が中野重治というプロレタリアの日本の最高峰の作家と懇意で、いっしょに指導をうけました。

角田　十七歳のときですか？

森　十七歳です。五十年も前ですが、中村先生が僕の粗々しい作品をとても買ってくれましてね、カフカ的だと言って。そして『文学界』に推薦してくれたのですが、でもやめてもらったのです。僕の知り合いが新人賞を取り、ほいほいと東京に出ていき、四、五年でダメになったのを見ていたからなんです。小説でメシを食うのはたいへんやなぁという感じで。

角田　そうでしたか。

森　間違ったら小説でメシを食っていたかもしれませんが、仕事は行政書士や土地家屋調査士、開発行為設計士のほうへいったんです。

角田　法律的な仕事ですね、どうしてですか？

森　なんか自然にそうなったんですが。そのときは日本列島改造ブームで登記とか測量、土木設計とか、いろいろありましたね。

角田　生活がありますものね。森先生、学校は法律系ですか。

森　僕は大学どころか高校へも行ってないんです。だから国家試験も大検をパスしての独学です。学校が嫌いだったのもありますが。

角田　そうだったのですか。すごいですね、独学でいろいろとなさって。先生はやっぱり詩人だ。

森　詩的な小説を含めた詩人なんですかね。

角田　森先生はそういう文筆の才能を活かして、石田祐雄先生の「たいまつ通信」の編集をずっとやっておられますね。そして、佐保田先生の講義のテープをまとめられて『聞き書き抄 解説ヨーガ・スートラ』を出版されました。

森　『聞き書き抄 解説ヨーガ・スートラ』は、佐保田先生が、『解説 ヨーガ・スートラ』（佐保田鶴治著・恒文社刊）をテキストに、昭和四十三年七月から九月末までの三か月間、十回に分けて講義されたものなんです。日本ヨーガ禅道院の石田祐雄さん、大阪女子大学の故牧康夫さん、心華寺の故長沢一栄さん、シヴァ・アシラムの故黄地成佳さん、それに先生の息子さんが聴講メンバーです。当時、佐保田先生が住んでおられた京都市御所の本禅寺の境内で行われたのですね。それを石田さんが全部録音しておられたのですが、それをお借りして本にしたわけです。

角田 昭和四十三年といいますと、録音状態はそんなにいいものではなかったのでは？

森 そうですね。録音機は古い大きな型のリール式のもので、録音状態はたしかに悪いものでした。それと、講義は佐保田先生のご自宅でされたもので、小さな黒板にいろいろ書かれて、「これが」とか「このとおり」とか、先生は説明されているわけですね。それだから黒板に書かれていることがわからない。それから「無尋定《むじんじょう》」「有尋定《うじんじょう》」とかいろいろ仏教用語がでてくるんですが、「む」か「う」かわからない。そんなのがいっぱいありました。おまけにその当時、先生の家では大工さんが入って工事をしていて、トンカチトンカチと金槌の音が先生の言葉を消すんですね。そんなこんなで聞き取りにくかったのは事実です。

角田 聞き取りにくい部分はどうされたのですか。

森 ありがたいことに石田さんが、テキストの欄外に、佐保田先生が黒板に書かれたことをメモしてあったんです。それで助かりましてね。それと、わし自身、テキストを何遍となく読み返し、テープを何遍も聞きました。もちろん佐保田先生のテキスト以外の『ヨーガ・スートラ』も五冊ぐらい読みましたね。でも、わからないところがあるんです。そんなときは先生の坐像の前で瞑想しました。三十分もすると、不思議とわかるんです、先生は何を言いたいのかが。

角田　森先生はこの本のほかにも、佐保田先生の講義などのテープ起しをされ、原稿にされたそうですね。

森　恥ずかしい話ですが、五十歳くらいに家出をしたんです。いろいろありまして……。結局、石田さんのお世話になり、アシラムで働かせていただいたのです。ヨーガの指導をしたり、原稿書きをしたりしていたのですが、余った時間がいっぱいあるわけですね。その頃、石田さんから「時間があるときに整理して」と、佐保田先生の講義などを録音したテープなどを預かりましてね。それを聞いているうちに、わしだけ聞いているのはもったいない、これ本にできないか、と思ったわけです。それで始めたのです。わしが原稿にしたものは、原稿用紙にすると、四千枚くらいになりますかね。この『聞き書き抄　解説ヨーガ・スートラ』はその中の六百枚ぐらいをまとめたものなんです。わしの原稿書きは、テープを聞いて、頭のなかで整理して、それを草稿にして佐保田先生がしゃべったように書いていくというものです。いくら佐保田先生でも、本のようにはしゃべれませんからね。

角田　四千枚ですか！　内容はどのようなものですか。

森　そうですね。これ以外には、『天台小止観』や『バガヴァッド・ギーター』など、それにいろんなところでされた講演や講義などです。わし、先生の講義などを書きながら「佐保田鶴治」という大きな人間を大きいままにとらえている人はどれくらいいるのだろうかという思いを強くしましたね。

角田　それはどういうことですか。

森　わし、日本各地で「私は先生からこういうことを聞いた」「先生は私にこういうことをおっしゃった」という類の話をうんざりするほど聞いています。しかしその人は、大きな森の中の一本の樹を見ただけで、森全体を理解しているようなことを言っているのではなかろうか、先生の言葉を自分のなかで勝手に解釈し、さも先生がおっしゃったように云々していないかと感じています。結局、「先生が、先生から」と言えば言うほど、先生を小さな人間にしているような気がしてならないのです。

角田　それって、佐保田先生を理解するのに非常に大切なことですね。

森　そうですね。でもみんな「佐保田先生がこう言った」という類の話を平気でしています。私は思うのですね。「それじゃ、お前はどう思っているのか、どう感じているのか」ってね。それは、ヨーガを指導している人に特に聞きたいことなんです。壇上で講演される先生から聴講したことを、さもこれが先生の「ヨーガの理解」だと思っていないかとね。「先生が、先生が」という人に言いたいのは、四千枚も五千枚も先生のテープ起しの原稿を書いてみてください。そのあとで、そういうことを、あなたは言えますかってことなんです。ほんとうに先生を理解している人、先生をグル(導師)とみている人は、「先生は」とか「先生から」なんて、絶対言いません。

角田　森先生ご自身は佐保田先生のテープをずっと聞かれてどのようにお感じになったのですか?

森　まったく何も考えずに、思わずに、まっさらになって、ただひたすら佐保田先生のお話しを聞いていた、というだけです。そのときは、いや、今もそうですが、「これを受けとめよう」という構えがなかったから、乾いた砂浜に水が染み込むように、私の中に入ってきた、ということではないでしょうかね。

◆ヨーガ・スートラについて

森　ヨーガ・スートラの中には「ヨーガの八部門」というのがあって、この部門が一つのまとまった全体をなし、ヨーガ・スートラ全編のなかで一番包括的な思想対系を示しています。この部門は禁戒・勧戒・坐法・調気・制感・凝念・静慮・三昧の八部門で、ヨーガ・スートラの中で最も早く成立した部分だといわれているんです。

角田　ヨーガは八部門説をとっているんですか。

森　いやいや、ヨーガ・スートラは八部門説の立場をとっているんですが、ヨーガ学派の中には六部門説や三部門説をとっているものもあるんですよ。で、一番はじめの禁戒と二番目の勧戒なんですが、禁戒は非暴力・正直・不盗・禁欲・不貪の五つ、勧戒は清浄・知足・苦行・読誦・自在神祈念の五つなんです。問題はこれを社会道徳だと思っている人がいるんです。禁戒の暴力を使うな、正直であれ、人のものを盗むな、性的に清らかであれ、貪るな、これらを社会道徳やと思っているわけですね。これらは社会道徳ではないんです。人を殴ったり、人のものを盗んだりしたら自分の心が乱れるから、ヨーガも瞑想もできないから止めとけ、ということなんです。道徳というのは、廊下を走るなといわれ、皆さんに迷惑がかかるから走らない、というのが道徳なんです。

角田　道徳というのは社会生活をおくる上でのルールですね。他人に対して、こういうことをしちゃいけないよと。でも、森先生のおっしゃるのは、自分の心の問題として、自分のためにやるんだってことでしょうか。

森　そうです。それをはっきりどこかで書いておかないと、禁戒イコール道徳だと、勘ちがいしている方がいるんです。わし、どこへ講演に行っても、このところをすごく強調するんです。

角田　いわゆる学校で教わる道徳、修身と違うということですね、ヨーガの禁戒は。

森　ええ、そうです。自分の心がそういうことをしたら騒ぐから、騒いで修行にならないからしないんだ、ということですね。

角田　森先生のヨーガ・スートラの講演は、わかりやすいと評判なんです。それで私ね、ヨーガをずっとやっていけば、最後にそういうことが自然に守られるのかなあと思うのですが。

森　いや、ダメですね。絶対に、根っこからそういう人間になれませんね。

角田　ダメですか。

森　ええ。角田先生のいうヨーガはハタ・ヨーガでしょ？　それだけでそういうふうに変わる人間もいるかもしれませんが、そう簡単に人間は変わらないと思いますね。というのは、ヨーガの八部門というのは階段を上るようなものではないんです。つまり階段があったとしたら、今日は八段目が先に出てくるかもしれないし、四段目が先に出てくるかもしれない。一段目から順に出てくるわけではないんです。階段をとんとんと上っていって、一段目が終わったら次、二段目、そういうもんではないんですね、人間の心ってもんは。

角田　だからヨーガをやっていくと、相対的に、やっぱり自分の心を穏やかな状態に保っていきたいために、そういうのが入ってくるのがイヤだから、だんだん遠ざかっていく、ということになっていく気がするんですが。

森　いや、自分の心をごまかすことはできます。そういうのを偽善者というんです。自然に禁戒を守れる人間にならなければダメなんです。そのために、ヨーガ・スートラでは修習と離欲の必要性を説いているんですね。修習はアビャーサの訳で、これは「長い時間」「休むことなく」「厳格に実行されるならば」ヨーガは堅固な基礎をもったものになるということです。だから十年や二十年ではなく、二百年も千年も二千年も、休まずに、厳格にヨーガを続ければ、ヨーガが完成するんじゃなく、初めて堅固な基礎を持ったものになるというんです。そこまでやって初めて本質的なものが心身につきますよ、ということなんです。そこまでいって初めて離欲がでてくるというんですね。離欲はヴァイラーギャの訳で、単に欲を離れることじゃなく、その欲を離れた人が、自分はあらゆる欲を征服した、欲望にはもう捉えられはしないという、欲望の克服者なんです。だから五十年や六十年ヨーガをやったからって、禁戒を征服したということはないんですね。だからアメリカンナイズされた体操のヨーガやハタ・ヨーガを何十年やっても、八つを上りきるのは難しいと思います。

角田　そこでね、プラーナーヤーマから瞑想をやっていると、だんだんそういう囚われ、欲望などに囚われていく気持ちが疎ましくなっちゃって、それが自分を束縛するような感じになって、もっと自分の自由な気持ちで生きていきたいという、ヨーガをやっているうちにそんな心の状態に、私、なってきていると思うんです。

森　そうなればいいんです、自然にね。

角田　そういう意味で、ヨーガをすることによって、その積み重ねから、年数はかかるけれども、そういう方向に心は変わっていくっていう、そういうことだと思うんです。

森　でもね、心に波が立っていないときはいいんですが、波が立ち、心身がガーッと崩れたら、もうダメですね。

角田　ええ、ガーッと崩れてね。ガーッと崩れるけれど、そこのところで、自分で持ち直して、そしてヨーガの行法を続けることによって、少しずつ心が穏やかになれる。人生って、ある段階になって落ち着いて、自分でも穏やかになれてよかったと思ったら、また違った事象が起きてくる。また乱れて、その繰り返しを、人生長年生きてきて積み重ねていくうちに、少しずつわからせてもらって、そういう状態にいくのにヨーガ行法が一番いいような気がするんです。

森　そうなるのとヨーガの修習・離欲とは違うんですね。早い話、それはヨーガでなくても年いったらそうなるんです。

角田　ええ、年いったらそうなりますね。でも、ヨーガをやっているとよけいわかりやすいのでは？

森　それは角田先生だからわかるのであって、普通一般的には、わかりません。
角田　そう？
森　今日本では、ヨーガをやって長い人でも五十年くらいやね。五十年経って、現在ヨーガをしている人は何人か知らないけど、その人らが皆そんな気持ちになったとしたら？
角田　いいことでしょうけど、そうはならないわね。
森　絶対ならないです。
角田　でもね、森先生、年とってくるとね、そのうちに見えてくるものがありますよね。そこから今度、自分の人生の限りというものが見えてくると。
森　それは年をとるからわかってくるんです。ヨーガをやっている人で、肉を食べないとか魚を食べないとか、それから、私ヨーガをやっているから人のものは盗らないとか言う人が多いんです。盗むなんてことは、ヨーガをやっておろうがおるまいが悪いんです、そういうことしたら。そういうことをいちいち「私、ヨーガをやっているから」これこれしないというのは、偽善者なんです。だからヨーガは、そういうもんじゃなくて、いろいろ流派はありますが、どの流派であっても行きつくところは「自分を無くする」ことなんです。良いことも悪いことも、全部捨てること、止めて滅ぼすことなんです。
角田　悪いことを捨てるのはわかりやすくていいんですけど、良いことを捨てるのは難しいね。
森　そうです。なかなかできないです。
角田　そうなのね。でもね、私も八十八歳になったら、何だかそうなれそうな気がするんです。
森　人間は、年とって初めてフーッとわかるんです。それはヨーガとは関係ないんです。
角田　そっか。私、ヨーガやってるからわかりやすかったのかなぁと思ったけど。
森　違うだろうね。ヨーガやっとろうがやっとるまいが九十、百くらいになったらどんな人でもそうなると思うね。
角田　誰でもなっちゃうの？

森　いろんなことがすかーっと見えると思います。

角田　そしたら、ヨーガをやる意味は？

森　意味はないね（笑）。一般的にヨーガは健康のためとか言うとるけど、人間、一個の人間が変わるまでヨーガをやるってなったら、もう三百年、否、五百年もやって、どうなるかだね。

角田　そしたらインドのスワミ達は？

森　だから、あの人達は二千五百年からの歴史をもってますから、生まれ変わり、また生まれ変わり、のね。結局、ヨーガで健康うんぬんの話ができるのは日本人だからできるんですね。インドで特に二千五百年以上も伝統のあるヨーガをやっている人は、そういうことは関係ないからね。

角田　といいますと？

森　ヨーガは、歩けなくなろうが、足がなくなろうが、サマーディに入ればそれでいいからね。

角田　そうなんですよね。

森　だから健康がうんぬんかんぬんというのは、ハタ・ヨーガをしとる人が言うてる話なんで、ヨーガ全体からすると関係ないんです。ヨーガ・スートラとかゲーランダ・サンヒターとかシヴァ・サンヒターとか、そういうヨーガの教典を研究していくと、手がなくなろうが足がなくなろうがそんなもん関係ないです。「あ、そうでっか」で終わってしまう。ハタ・ヨーガを基準にするから、この体操がいいとか悪いとかという話になるんで、二千年・三千年近くヨーガをやっている人には、そういうことはどっちでもいい。ですから、さっき、日本人はたかだか五十年といったのはそこなんで、二千年も三千年も先に行ってる人には、とっくに経験していることなんで、わしらがいくらジタバタしても、全然おっつかないんですね。ではヨーガとは何かということになったら、ヨーガ・スートラに書いてある通り「心の作用を止滅させること」なんでしょうね。健康は大事なんでしょうけど、ヨーガの目的かといったらそういうことじゃないもんね。

角田　そうですね。

森　ヨーガの最終目的はサマーディに入ることやというけど、わしはそんなもんに入ってなんやっていう気がしてるんです。サマーディに入ったことないけどね。

角田　私もないです。

◆サマーディとは

森　悟りを開く、サマーディに入るというのが一番大事なことやろうけど、わしの考えは、それは「死んでしまえ」ということやね。心の作用を止滅せいというと、心の作用というのはかっこいい言葉ですけど、結局はいいことも悪いことも全部捨ててしまえということなんです。良い考えも悪い考えも全部捨てたらヨーガは成功ですよといっているんですが、そんなこと生きてるんやからできっこないやね。桜の木の下で、一日中、ぼうっと酒飲んでいる人が、悟った人かどうかわからんわけです。実は悟った人なのかもしれない。サマーディに入っている人なのかもしれない。でも、わしは、そんな人にはなりたくない。ほんとうの悟り、サマーディというのは、この世の中を、難病だろうがなんだろうが生きていくことやと思うんです。一息一息、一呼吸一呼吸で生きていく、それが悟りだと思います。悟ったといったら、パーっとなんかが見えたりするもんじゃない。あ、あれはこういうことやったのかとパッと閃くことが悟りだと思うのです。それがヨーガ的であろうがなかろうが、宗教的であろうがなかろうが、どっちでもいいんです。

角田　そうですね。悟りというのは、黄金が光り輝いているそんな感じのものじゃないと思います。

森　わしは今、小脳が小さくなっていき、歩行障害や眼振、しゃべれなくなるなどの運動神経がダメになる「脊髄小脳変性症」という難病に罹っています。わし、こんな病気になって、入院して、思ったんです。ぜったい医者を恨んだり、人を恨んだり、家族を恨んだりするんじゃない。病気というのは自分自身が悪いんです。だから病気になったらなったで医者に感謝し、病気に感謝していく。ありがとう、ありがとうって。それと、わしのなかに花が咲いている、一面に咲いている、ありがとう、ありがとうって、寝ても覚めても唱えているんです。暗いことは一切唱えません。一日千回、「ありがとう」を言うようにしているのですが、そしたらどんなことが自分の中に起こるかというと、一人一人に、今まで会っている一人一人に、「ありがとう、ありがとう」と言っているんです。あれはすごい力になるなぁと思っています。

角田　心から、自然に「ありがとう」が出るんですね。

森　ヨーガで、「プラクリティ」「プルシャ」ってあるけど、これ、大自然と自分というふうに考えた方がすごくわかりやすいんです。プラクリティつまり大自然はプルシャつまり自分のために、世界を展開させてくれているというふうに。そこに「ありがとう、ありがとう」があると思うのですね。大自然は、悪いこともいいこともいろいろと展開してくれますけれど、自分をピカっと光った人間に引き上げようとして展開してくれているんやと、「ありがとう、ありがとう」を言うことによって理解できるんですね。それが大自然の展開なんです。わし、難病から腸閉塞を併発し、ベッドに転がされて、考えたことといったらそれくらいなんです。わし、ベッドでずうっと瞑想していたんですが、そしたら医師がきて、瞑想ばかりしとると、どんどん自分の内面をみる事になるさかいに、くだらんテレビやと思わんと、テレビでも見ろと、そしたら少しは楽になると言うんです。それでもわし、ずうっと瞑想しとったんです。ヨーガというのは体操ももちろん大事やろうけど、それだけではなくって、生きていること、一呼吸一呼吸、それを一つ一つ確かめられることがヨーガでないかと思ってるんです。難病になって、死ぬまで治らんということになって初めてわかるんです、こういうことは。わしは、どうでもなれと、わしが難病に罹ったのも大自然が展開してくれているんだという意味で、どうでもなれと思っているんです。あまり小難しいこと考えずにやっています。考えても仕方ないし、生きることは、一人ずつ違うもんね。

◆ヨーガの弊害について

角田　森先生は難病に罹られてから、呼吸法について考えるところがおありだと伺っています。

森　ヨーガに呼吸法というのは本当はなく、プラーナーヤーマだけなのですが、それは呼吸を使ってやるということで、ここではわかりやすく「呼吸法」と便宜的に言いますが、僕は今も毎朝毎晩約一時間半ずつ呼吸法をやっているんです。ただ、呼吸法は健康なときならいいんですが、脊髄小脳変性症という難病は原因もわからず、したがって治療法も確立されていません。その病気が元で、今は便・ガスが出なくなり腸閉塞になっています。そういう時に、僕は病気を治そうと呼吸法をやって、呼吸を全身に回していたんです。そしたら医者がびっくりするくらいガスが全身に回っていたのです。県立中央病院に入院していたのですが、そこの医師は「なんでこんなに早くガスが回ったんかなぁ」って言っているだけで全然わからんわけです。でも僕はピンときたんです。これ、呼吸法のせいやなって。呼吸法というのは健康な人にはすごくいいんです。僕は徹底的に呼吸法をやって、全身に気が回るくらいに呼吸法をやってたもんだから、そういう人間がやったら、いっぺんにガスが全身に回るんです。そうするとそれが弊害になってしまうんです。中央病院はあわてて、点滴にガスを抜く薬を増やし、それでも足りなくて、腹から胃と腸に管を入れ、ガスを抜いたのです。そしたら楽になってね。

角田　こわいですね。

森　皆さんはよく知らないんです、ヨーガの弊害というものを。佐保田先生はヨーガは百パーセントやみたいなことを言われるけど、それは健康な人には、という前提付きだと思うんです。難病みたいなとんでもない病気に罹ったら、いろんな点に気をつけるべきだし、弊害が出てきたら、ひとまず止めるべきかも知れません。これ、危ないです。

角田　原因がそこにあるとはわからないですものね。

森　病院の先生には全然わからないです。ヨーガしとる人に言うても健康な人にはわからんです。僕のいたのは難病の専門病院なんですが、ヨーガとか呼吸法とか言ってもわからんですね、医師には。こういうのを弊害と言っていいのかどうかわかりませんが、僕は四十年間毎日二時間はヨーガを続けています。そして、薬も注射もいらなくなった。ところが今、こんな病気に罹り、初めて病院というのは、こんなに点滴を打たれ薬を飲まされるところだと知ったんです。四十年間薬を飲んだことはなかったし、注射も打たなかった。だから、それ点滴だ薬だとなると体がおかしくなるんです。ものすごい高熱で、それが治らなくて、医師はなんで下がらないんだろうって、その熱を下げるためにまた点滴の薬を増やすんです。そしたら今度は腎臓の値が変になって、腎臓の検査をする。ああ、これは危ないなぁと思っていてもダメですね。途中でやめてほしいとは言えない。四十年も薬も注射もまったくやらん、ということは、今病気になれないということなんです。そして医師は四十年間、薬も注射もしなかったと言っても信じません。そんなこと病院は考えてもいません。今、難病に罹って、難病がベースになって腸閉塞を患う。わしヨーガやってるから薬も飲まない、注射も打たない、というわけにはいかない。結局ヨーガではなんにもできない。そういう弊害とは言わないまでも、危険があるということを今言い残しておきたいなぁと思ったのです。いくらヨーガをやっていても、難病のような病気に罹ったら気をつけないかんです。だから、わし、難病患者のためのヨーガの本がでればなぁ、と思っているんですね。

角田　森先生は難病の方たちにヨーガの指導をしておられますね。

森　はい、今、石川県から頼まれて難病相談・支援センターへヨーガの指導に行っておるんです。そこへ行ってみんなに言うのは、「難病とケンカしても絶対負ける。仲良く、それもできん。一番いいのは忘れることやから、難病を忘れてしまえ」なんです。先日も患者の慰安旅行で、朝早くから「呼吸法をやろう」と外の芝生のところへ出てもらって、車椅子や補助車ばかりの人やけど集まってもらって、「みんな周りを見てみまっし、松の木や杉の木やら、草がいっぱい生えておるけど、しかし、悩んでおるものは一つもない。松の木も杉の木も、わし動きたいなぁと思ってるかも知れんけど、そんなこと言うものは何もない。ぐちぐち言うておるのはわしら人間だけや。足が動かない、手が動かないと言うておるのは。そんなことは全部忘れてしまえ」。そういうことを言いつつ六年経ちましたけど、結構変わってきたね。

角田　変わってきたというのは、どういうふうにですか。

森　みんな明るくなってね、しゃべるようになった。最初、難病センターへ行ったとき、あまりの暗さに「こりゃ何や」と思った。暗いし、しゃべらないし。でね、死ぬことばっかり考えている人が多いんだね。死ぬことばかり考えている人が、アーサナをやって、呼吸法をして、わしの話を聞いて、そうやっているうちに、よしもう一回生きてみよう、と思い始めた。ほとんどの人がそう思い始めた。わし、ああ、これやなぁ、と思った。これ、何か本にできて、みんなにあげられたらいいなぁと。

角田　そのお話、森先生だから皆さん納得されて、だんだん変わっていったということではないですか。

森　わしも難病患者やからね。

角田　相通ずるものがないと難しいですよね。森先生は、かつて病院でも呼吸法を教えていらしたと伺いました。

森　ある医学博士がおりましてね。その先生を紹介してくれたのが佐保田先生なんです。「僕はヨーガとか宗教の指導は君にできるけれど、医学的なことはわからないから」と言って、その先生を紹介してくれたのですね。山崎正先生というんですが、「佐保田先生の言う現代医学はダメやというのは正しい。でも、検査だけは現代医学に頼らんとどうしょうもない」とよく言われた。で、山崎先生は、大学病院と提携して「社団法人ヨーガ研究所」というのを福井市で作って、もう治らないという病人ばかりを治療していたんです。研究所では山崎先生が医学的な面から患者さんを診て、僕にアーサナ・呼吸法を頼むと言われ、三十数年間、二人でやってきたんですね。先生は現代医学で医学博士の学位をとられたのですが、アーユルベーダや中国医学もとりいれ、いわゆる統合医療でやっていたんです。先生は、まず腸をきれいにしようということで便を全部出させて、わしにアーサナと呼吸法をやらせて、そんなことをやっとったんです。

角田　患者さん達はいかがだったのですか。

森　そのとき、山崎先生も言われていたけど、ガンはだめやと。治る人はたまたま治るんでね。それが治らない原因かどうかわからんけど、ガンになったらほとんど現代医学に行ってしまうね。何人か、山崎先生を信じて、ヨーガを信じて、もう死んでもいいというくらいに信じて、そうして来た人で治った人はいたけどね。心臓病でもいたね。でも、たいていの人は現代医学へ行ってしまう。そしたら、少しして死ぬ。病気がどうのこうのではなく、ガンになったら「信じる」という信念かもしれんね。最後まで山崎先生の治療を受けて、アーサナやって、そして呼吸法やって、死んでもいいから診てくれという。

結果的に治った人は、何人かいたからね。

角田　そのときの呼吸法は、どういうものだったのですか。

森　そうですね。特に、吐く息を長ーくするやつね。呼吸法の名前なんかなんにも言わなくてね。結局、呼吸法によって病気を忘れさす、そういうことですね。

角田　もう少しわかりやすく教えていただけませんか。

森　ご存知のように人体は約六十兆といわれる膨大な細胞で構成されているんですね。呼吸の仕方ひとつで健康と不健康の分かれ目になるわけです。そしてまたね、呼吸運動は自律神経系、ホルモン系、リンパの流れや臓器と臓器の間にまで影響が及ぶんです。ところが科学文明は便利な乗りもの、機械、器具などを作り、我々は高度な生活をしているわけですが、その便利さのために手足の筋肉を使わなくなり、呼吸も浅くなりました。つまり肉体的にはたくましさがなくなり、したがって力強い呼吸もなくなったわけです。力強い呼吸はその都度下腹部に力が入り、横隔膜が強力に収縮します。強い収縮はその結果、腹部のあらゆる内臓の血液をしぼりだし、心臓へ引き上げます。心臓へ還ってきた静脈血は強力な力で肺に送られます。腹圧をかけて息を出しているので、送られてきた大量の静脈血内の炭酸ガスは拡散現象によって体の外へすみやかに排除されるんですね。わかりやすい話が、カッとするとできる額の青筋ができなくなるんです、吐く息を長く、長くすることによってね。息を止めないで、長く長く吐くんです。慣れてくれば一分間に二回ほどしか呼吸しません。それを一回五分くらいやるんです。もちろん一時間でも二時間でもかまいません。わしはさっき、寝る前に一時間半、朝起きて一時間半、やっているといいましたが、そういう呼吸なんですね。

角田　森先生は帯津良一先生とも懇意にしておられると聞きましたが。

森　一年ほど前でしたか、帯津先生が金沢へ講演にいらして、そのとき僕に「講演の中で呼吸法の実習をする時間がとれないから、ヨーガの実習のとき、とりいれてもらえないか」と頼まれましてね。帯津先生は東京で調和道丹田呼吸法の会長をやられている外科医師なんですが太極拳もやられているんですね。

角田　そのときの呼吸法はどのようなものですか？

森　ヨーガのとはちょっと違うんですが、『大安般守意経』というお経に「アナパーナ・サチ」というのがあるんです。調和道丹田呼吸法はそれをベースにしたもので、わしもそれをずうっとやっているんですね。もちろんヨーガのプラーナーヤーマもそれ以上のやり方は危険だといわれるくらいやりましたがね。

角田　「アナパーナ・サチ」ですか、その呼吸法はどのようにやるのですか。

森　これは「釈尊の呼吸法」とも言われているもので、数息・相随・止・観・還・浄の六段階からなっていて、詳しいことは一冊の本になるくらい説明しなければいけないので、またの機会にゆずりますが、簡単に言うと、「出る息を長くする」ことに重きをおくんです。そして、「息を止めるな」です。「アナパーナ・サチ」をヨーガ流に言いますと、アパーナ・プラーナ・サティというんですね。アパーナというのは、ヘソと足の裏までにはたらいている生命のエネルギー、プラーナなんですが、プラーナというのは、ここでは狭義のプラーナなんですが、息を吸うはたらきをする生命のはたらきなんです。サティは人間を宇宙の真理まで引き上げるっていう意味ですが、『釈尊の呼吸法』では、アナを入息、パナを出息、サチを守意と訳しています。同じ意味ですね。実際のやり方は機会があれば一緒にやりますが、「吐く息は長く」「息は止めるな」これが大切なんです。我々は、焦り・怒り・嫉み・悶え・うろたえなどの時は、吸った息を止めることが多いのです。その時は胸にも力が入っているんです。つまり胸は強い陽圧になります。この場合の陽圧とは、大気の圧より高い状態で、これを怒責（どせき）といいます。このとき生理学的に、心臓へ還るべき静脈血の流れが一時的に乱れ、全身の血液循環系を乱すことになるわけですね。ですからヨーガのプラーナーヤーマはクンバカ、すなわち息を止めることが大切と書かれていますが、これは胸に圧をかけないで息を止めなさい、ということなんですが、皆さんただひたすら息を止めることがプラーナーヤーマだと思っている人が多いんですね。

角田　ヨーガの先生の中には、呼吸法をあまりやらない方もいますすね。

森　呼吸法は難しく、指導しにくいんです。

角田　指導する先生にとっても難しいんですよね。だから敬遠するんです。アーサナはわかりやすいですから、あの先生すごいなぁといわれて。だから私も若い頃はアーサナばっかりやって、それでご機嫌になってたんです。

森　そんなのが多いみたいね。

角田　若いうちはそれでもいいかも知れないけれど、気力が落ちてきたときに、それではダメですね。私は番場先生のところへ十年間通いましたが、そのときに「クンダリニーの覚醒」についていろいろと教えていただきました。私が年をとっても自分自身のパワーを感じていられるのは、番場先生のこの教えがあってのことだと感謝しています。

◆ヨーガの指導者とは

角田　私は、こんなに長い間ヨーガをさせてもらっているのは、運命づけられた使命というものがあるのかなと、その使命に素直に従っていけばいいんだなぁと、このごろそんなふうに考えています。

森　角田先生はヨーガを広めて、ヨーガ人口を増やせばいいんです。僕はそんな能力もないし、自分の体でもって、自分でやるだけですけどね。

角田　だから森先生のその言葉が尊いです。ご自分で体験されている先生のその言葉が。

森　実際に人を指導するってことはダメなんです。佐保田先生はそのへんお見通しやったんです。わしに、お前は広められないから、「忠幸」という名を「只、行く」という「只行」にしたらどうやと言われました。これはとことん自分を追求していけということです。だからわし、自宅の二階をヨーガ道場にした時、「只行庵（しぎょうあん）」としたんです。「ただひたすら行ぜよ」ということです。これはカッコよく言ったんで、ほんとうは、わしみたいなやつが、もたもた出て行って人を指導してもダメだということなんです。

角田　そんなことはないです。

森　でも、向き・不向きがありますからね。その点、角田先生は早くから、長いこと指導されていますね。

角田　森先生、私ね、四十七歳の時に佐保田先生と初めてお会いして、そこからの五年間というものが、今振り返ると信じられないほど密度の濃い、凝縮された時間だったと思うんです。

森　それはどういうものだったのですか？

角田　当時、京都の佐保田先生のところへは、毎月欠かさず通っていました。先生に「次はこれをやってきなさい」と言われると嬉しくて、どんどんアーサナをやりこんでいったんです。この頃、広池先生のアシスタントもやらせてもらっていましたが、四十八歳の頃には埼玉でヨーガを教え始めていましたし、四十代の終わり頃からは東京でペール・ウィンター先生のところにも通いました。佐保田先生も「ウィンター先生はいいね」とおっしゃっていました。だから五年間でほとんどのアーサナはできるようになりました。そして、決定的だったのが佐保田先生とご一緒した「インド・ヨーガ研修の旅」だったんです。

森　角田先生の最初のインド旅行になりますね。

角田　はい。第一回目は私が四十九歳の時、中インドから北インド、そしてネパールまで行った二十一日間のヨーガ研修の旅。それから一年おいて、五十歳の時に、今度は中インドから南インドへ下りていった十八日間のヨーガ研修の旅。どちらも佐保田先生がリーダーで、石田祐雄先生が企画され、前田行貴先生のご案内というものでした。この二つのツアーに行っちゃったから、もう私はすっかりヨーガに夢中になってしまったんです。この頃の私を見ていた妹が、私の没頭ぶりに「怖いくらい」と言っていたのを覚えています。

森　それまでに、角田先生の中で準備されてきたものがあったんでしょうね。その後、インドへはどのくらい行かれているのですか?

角田　インドへは二十回を越えています。きっかけは、研修旅行でお会いした前田行貴先生でした。私が五十九歳の時、次男をナンガ・パルバットで亡くしてしょんぼりしていたら、前田先生がインドの仏さまを持って来てくださって、「仏さまの前で瞑想するといいよ、インドへ行こう」って誘ってくださったんです。それから毎年行きました。前田先生のご案内がよかったから一段と心に深く残って、ますますインドとの結びつきが強くなっていったんです。インドへ行くとなんか気持ちが落ち着いて、それを繰り返していくうちに度重なっちゃって。やがてインドだけじゃなくて、シリア、ヨルダン、レバノン、エジプト、リビア、モロッコなども歩き始めたんです。遺跡を見ることが多かったですが、残っているものは数少ないけれど、ここで生きていたんだなあという、そういう人生の原点に入って行くのはすごくわくわくしました。

森　「ヨーガ」と「旅」が角田先生の人生の中で結びついている感じやね。

角田　そうなんです。私はガンジス川の上流のガンゴドリまで行ったり、インダス川をさかのぼってフンザからクンジュラムまで行ったりね、そういうのが好きだったんです。ヨーガのクラスの皆さんも、毎年ごいっしょに、リシケシのアシラムをはじめ、インド各地を廻って、皆さんにインドを知っていただくこともできました。

森　角田先生の生徒さんは四十年近くいっしょにやっとるわけだね。

角田　森先生、私、東信ヨーガ禅教室で三十六年間、埼玉ヨーガ禅道友会で三十五年間、皆さんにヨーガをおすすめしてきました。そこでずうっと私と一緒にヨーガをやってきた方たちが、皆さん高齢になったけど、とてもお元気なんです。これはやっぱり佐保田先生のヨーガ禅がよかったと思うんです。

森　いちばん高齢の方はおいくつですか？

角田　九十六歳の男性です。そのお歳で逆転、鋤、肩立ちの体位もなさるんです。それに私のクラスの平均年齢は、今や八十歳に近づいているんです。それを考えると、佐保田先生のヨーガ禅のやり方っていうのは理にかなっていていいと思います。それと、私の教室には、先天性脳動静脈奇形で体の左側が麻痺し、半身不随になった方も来ています。他の教室の先生に「あなたの体ではヨーガは止めた方がいい」と断られて、でも私は、「あら、よく来たねえ、やろうやろう」って言って、ずっといっしょにやっているんです。もう三十年近く、杖をついて、地下鉄を乗りついで、毎週通ってきてくれているんです。その方はね、とても強いんです、気持ちが。四原則を守って、私の柔軟体操と佐保田先生の簡易体操を毎日やって、痛みや痺れのあるときは無理をしない、そして必ず呼吸をともなって、それが助けになるんだと、だから不思議と続けられるんだと。彼女は本当に必死なんです、生きるために。その必死さが伝わってくるんです。今は正座もできるようになって、アーサナもご自分なりに立派になさるんです。だからやっぱり佐保田先生の教えはすごいなぁと思います。皆さん心も自然に明るくなって元気です。

森　それは佐保田先生のヨーガ禅もいいけど、それよりも角田先生がもう結構いい年やからや。

角田　ええ、いい年よ。

森　若い先生が角田先生と同じことを言うても、絶対、そういうことはないです。

角田　そうね、若い先生にはできないかもしれないね。

森　だから、それが角田先生の力となっているんです。

角田　それは佐保田先生のヨーガ禅があったから、それをずっと継続してきたからだと思うんです。

森　それはどうかな。佐保田先生のヨーガ禅があろうがなかろうが、角田先生を見て人は来るんです。だって初心者の人にとっては、佐保田先生の言うとることは知らないんだから。しゃべりの中に、佐保田先生の三要素・四原則というものを角田先生がくっつけてしゃべるから、皆さん、勘ちがいするんです。ですからそれは、佐保田先生の力もあるでしょうけど、ほとんど角田先生の力なんです。

角田　でも……。

森　あのね、わし、いろんな教室に行ってわかったんだけど、初めてヨーガ教室に来る人は、指導者の坐り方によって、次の週、来たり来なかったりするんです。角田先生は、皆さんの前で自然な姿でスカッと坐っとるやろ。だから大丈夫なんです。次の週も絶対来るんです。それが背中丸くして、坐っとってみな、先生が四原則と言おうが六原則と言おうが、もう絶対来ませんから。先生の姿かっこうを見て、ああこうなりたいなぁと思って人は来て、続くんです。そして、ついてくるんです。

角田　そうなのかしら。

森　ですから、わしも佐保田先生に惹かれたのは、先生の言う言葉よりも、わしらの前で、スッと背骨を立て、しゃんとしていたから、行ったんです。姿勢の悪い、目つきの悪い、そんな先生なら、わしは絶対行ってないです。先生の言うことは難しくて理解できなくても、姿かたちを見たら、あ、この人すごいな、と思うんです。その先生が日頃飲んだくれだったら、絶対ついて来ない。

角田　私はね、もう八十八歳に近づいてきてるでしょう。これからは団塊の世代が高齢者となって、さらにその上に元々の高齢者がおられるのだから、お年寄りがとても多くなると思うの。テレビを見ていると、私と同じような年齢の方が、本当に可哀想な姿で出てくるんです。それを見てね、最後にあんな姿で終わるのは、なんて可哀想なんだろうって思うんです。そういう気持ちがね、この頃、年を重ねるごとに強くなってきているんです。できたら六十五歳くらいから、皆さんにヨーガをおすすめしてね。それで、ぼつぼつおやりになって、そして八十歳になったときに、その方たちが一人で生きていかれるだけの健康感をもって、最後を終わらせるっていう、そういうお手伝いをさせていただければ、そう思っているんです。

森　それはいいと思いますね。

角田　それがね、私のこれからさせていただくことだと思うの。今まで四十年以上継続してきたヨーガの積み重ねを活かして、私が高齢者だから、ご高齢の方へ、無理がなく気持ちのよいヨーガをおすすめすることが自然にできると思うんです。体が動いて元気なうちは、それが一番やりたいことなんです。私だって、生きる時間が少なくなってきているんです。

森　いや、まだまだですよ。人間は悪いこともいいこともまったくなくなったら、百五十歳まで生きるっていうんですね。だから先生、まだまだですよ。それで、角田先生の勘違いを一つ言いますと。

角田　ええ。

森　ヨーガがいいんじゃないんですよ。角田先生がいいからついてくるんです。

角田　なに?

森　先生のヨーガについてくるんじゃないんです。先生についてくるんですよ。

角田　だめ、だめ。

森　いやいや、ほんと。そのことははっきり自覚しておいたほうがいいと思います。だから角田先生ね、これから「ヨーガって何ですか」って聞かれたら、先生は胸を張って「私を見てください」と言えばいいんです。

角田　そんなの言えないよ、とてもじゃない。

森　ヨーガの先生は、そこが言えないと、ほんとはダメだと思うんです。

角田　まだまだダメだわ。

森　だから角田先生、まだまだ長生きするんですよ(笑)。さっき、わしは指導できないと言いましたけど、ヨーガは体操だと理解している人にはちょっと大事なことやなと思います。例えば、ヨーガの体位法ができなくなったら指導はもうできないということになる人がいますからね。アーサナをがんがんやって、できるときはいいけど、それみろそれみろって感じで。ところが、自分の中でアーサナが、ああこれもダメ、あれもダメとなったら、自分でわかるだけに、ちょっと難しいものがありますね。

角田　そう、自分の中でわかるんです。体は、こうだよこうだよって言っています。体のどんなところがどんなふうに衰えていくのか、このことは指導者にとって淋しいことですが、きちんと話した方がいいですね。それがいいアドバイスになって、皆さんとの心の通い合いも深くなってゆくようです。この頃は、皆さんとヨーガをご一緒している時、気持ちがよくていいなあって思います。私には生きている時間が少なくなってきました。だから一日一日のヨーガのひと時が大事だと思っています。

森　わしは、死というものを百年をワンスパンと考えているんです。インドのヨーガが生まれてから二千五百年としたら、二十五スパン生きたということです。わし、さっきから難病とかいろいろいうたけど、こんなもんは今の百年、ワンスパンの出来事やと。死んだら次のスパンが待っていてくれると。百年生きたら次のスパンでまた百年生きる。その百年は人間かもしれないし、犬かもしれない。虫けらかもしれないが、とにかく百年生きて、また次のスパンで百年と考えておるんです。だから、わし、死ぬことは怖くないというのはあるね。で、わし、次の百年で坊さんになったらいいなとか、一日中瞑想できたらいいなぁとか、そんなこと考えているんです。まあ、そんなうまいこといかんやろうなぁ。でも、そのときはそのときで一生懸命生きるだろうね。

角田　八十八歳以降の私の人生は、新しいはじまりになると思っています。私はまだ誰もなさっていないその道を、歩いていきたいと思うんです。八十八歳の佐保田先生があんなに激しくすすめていらした、先生のその様子を私は見て知っていますから、私も体の動くうちはできるだけヨーガをすすめていきたいと思うんです。そして私のひとつの楽しみとして、いっしょにヨーガをやってきたお仲間が、百歳を越えて、なおかつヨーガで元気で生きたっていう、そういう方たちがたくさん出てくれればいいなあと、そう思うんです。実際に私の教室の生徒さんで、あと少しで百歳を迎える方がいらっしゃるんですもの。私もいっしょに年を重ねながら、一年でも長く、ヨーガをおすすめしていきたいです。

本項は平成二十四年十二月二十三日に金沢市にある森忠幸先生のご自宅で行われた対談をもとに編集したものである。

佐保田鶴治先生との対話

私は佐保田鶴治先生に十五年間ヨーガ禅を教えていただき、人生の半分をヨーガと共に歩んで参りました。ふり返って、先生に教えていただいた中から、「生死」のことについて、印象に残っていることを記してみたいと思います。

私は幼い頃からおばあさん子で育ちました。今は幼稚園へ行ってよい幼児期を過ごすのでしょうが、私は信心深いおばあさんに連れられてお寺へ行き、幼児期の大半を、お説法が終わるまでお寺で過ごしたのです。そのようなこともあってでしょうか、私は早い頃から「死とは何か」「生きることとは何か」に強い関心があり、納得のいく考えを求めてきました。

佐保田先生にお会いして、ヨーガ禅を修習していくことで、きっとわかる時がくるであろうと思いました。

先生が七十五歳の頃――先生とは二十五歳離れているので当時私は五十歳でした――私は先生に「人間は死んだらどこへ行くのですか?」とお尋ねしたことがあります。

先生は、「私は大霊から来たので、大霊へ帰ってゆくのです」とおっしゃいました。私には抽象的なお言葉で、大霊とは何かもわからず、納得がゆかないまま、その話はとぎれました。

二年後、東信ヨーガ禅教室が誕生し、年に二回、二月と八月に川治温泉ホテルでヨーガ研修が行われるようになりました。先生と私はこの時期、一週間の泊まり込みです。その時に先生はいろいろな話をしてくださいました。私には楽しい時間でした。

先生が七十八歳の頃です。一日の研修が終わりほっとくつろいでいる時、先生は臨死体験についてのお話を始めました。『転生の秘密』を書いたアメリカのジナ・サーミナラ女史のお話、アメリカの霊能者エドガー・ケイシーの輪廻転生のお話をなさり、私は興味があって聞き入りました。そのあと、先生ご自身の転生についても話してくださいました。

「私は次に生まれてくるところはインドです。この世は修行の場で、もう一回この世に生まれ修行をしたら、もう人間界にこなくてよいのです」

「では先生はインドで何をなさるのですか?」という私の問いに、

「私はお坊さんになるのです」とお答えになりました。

このように透視をなさり、転生のお話をなさる先生に、私は先生との存在の距離を感じました。

先生が八十歳になられた時、「私はお釈迦様の年を越えることができて嬉しい。この年になるとヨーガのアーサナはやりにくくなるね。けれど霊格は高まります。平常心で生きてゆけるようになります」と爽やかなお顔でお話しになりました。そのような境地に入っておられる先生から直々に教えを受けられる私は幸せ者だと、ありがたい思いでした。

先生が八十七歳の十月、秋晴れの爽やかな日に、東信池袋本店八階のホールで先生の最後の講演が行われました。ヨーガの会員約七百名が集まり、先生は懐かしそうに入ってこられました。細い先生がまた少し細くなり、背骨をまっすぐに立てていらっしゃいました。演題は、「ヨーガは神への道」。ヨーガ禅のめざす道をわかりやすくお話してくださいました。

昭和六十一年、先生が亡くなられる少し前の四月二十三日、東信蕨支店ヨーガ禅教室の道友二十五名で、一泊二日のヨーガ研修のために桃山のアシラムへ行きました。この年、先生は体調を悪くしておられ、行っても先生におめにかかれないかも知れませんよと言われていましたが、皆で出掛けて行きました。ありがたいことに先生はいらしてくださり、ご一緒に勤行、夜の会食、引き続いて座談会、そして翌日は一時間ヨーガ禅話を拝聴しました。

道友一同は先生におめにかかれた喜びと充実感で一杯です。満ち足りた心で、大きい光マンダラや仏さまの前で思い思いの写真を撮ったり、石田祐雄先生と楽しくお話をしたりしていました。私は一階に降りられた先生のことが気になり、階段を降りて玄関脇のほの暗い部屋に目を向けますと、毛布を掛けておくつろぎの先生が腰をいたわりながらゆっくりとお起きになり、帰り支度をなさるところでした。

私は引き込まれるように部屋に入りお手伝いをさせていただいておりますと、先生はじっと澄んだやさしい目で私の目をみながら、「角田さんとは長くなったね、二十年くらいになるね」とおっしゃいます。「いいえ、十五年です」すると少し間があって先生は、「私は死はこわくない。こわくないと思うよ。その時になってみないとわからないが……。多分この気持ちは変わらないでしょう」と話されました。

その二年前の夏、私は最愛の息子に先立たれ、失意のどん底でつらく悲しい時をしのいでいました。生死のことについては常に心に重くありましたので、「どうして、先生はなぜ、死はこわくないのですか?」とお尋ねしますと、「死は、肉体はなくなるけれど、魂はなくならないから。このように考えた方がいいね。それに先に行っている人が私が行くのをあちらで待っていてくれるから。残された人は淋しいけれど、一番淋しいのは家内でしょうが、そのうち私のところへくるのだから」と、静かにお話しになりました。師のお言葉を聞きながら、私があちらへ行ったら息子のところへ一直線に飛んでゆこう。そうして夫、両親のもとへ……。さらに私の心には、インドの仏教遺跡で有名なオーランガバードから九十キロメートル離れたところにある、紀元前二世紀から七世紀に渡って彫られたアジャンター石窟寺院群の中の、涅槃像が壁一面に刻まれた第二十六窟のレリーフが浮かびました。このレリーフは前田行貴先生の『インドへの道 佛跡巡礼』という本の中で、「南側には最も美しい涅槃像があり、これこそアジャンター仏教美術の最高傑作の一つである。地上界ではアーナンダを始め一同の悲しみに満ちているのに、天上界では笛や太鼓で天人たちの大歓喜の様相が躍動している。さらに、ここで見逃してならないのは、涅槃像の足先から、釈尊の霊魂の姿が昇天して行く様を表現していることである。このような描写は他のところでは、全く見ることができないもので、六世紀の作である。」と紹介されています。当時の修行僧がヴィハーラ(僧院)、チャイティヤ(礼拝堂)で瞑想に瞑想を重ね、自らの心が仏陀と一体になった結果、たくまずして現れた作品だと思います。

先生のお言葉と、インドで目にしたアジャンター石窟寺院の修行僧の刻んだレリーフとが全く一致していたのです。

しばらく沈黙が続き、私は先生にこれからのゆく道についてお尋ねしました。先生は少しお考えになられ、力強く、『オーム 神我独学』と書いてくださいました。その瞬間「独学」の文字が頭の中一杯になって、目の前が暗くなり、悲しみがこみあげてきました。咄嗟に、「先生、どうか生きていて、生きていて」と抑えていた言葉が私の中から走り出ました。先生はご自分の死を既に悟っておられたのでしょう。静かな拒否の表情がお顔に現れ、目をそらされました。

この時の先生と過ごした時間は、言葉では表現できない不思議なものでした。長年心の奥にあった生と死のことを、この時にわからせていただきました。

今まで静かだった周囲が急にざわめいて、帰り支度を整えた道友が賑やかに先生の周りをとり巻きました。私は先生の細くやわらかいお手をとらせていただき、車までお見送りしました。長年教えをいただいた師との最後の別れでした。

クラスの方々と共にヨーガを続けてきて、七十代、八十代の高齢の方が増えてきました。そして、長年連れ添ってこられた方の中にも、ダンナ様、奥様との別れを経験された方が増えてきました。高齢者の心と体のありようは、自分も高齢になってみないとわかりません。

先生のお言葉をお借りして、私はクラスの皆さんにこう呼びかけています。「肉体はなくなるけれど、魂は待っている人のもとへゆくのだから、これから生きている時間をヨーガをやりながら健康でしあわせに生きてゆこうね。さあ、先生の残していってくださった簡易体操をやりましょう」と。

私はこれからも、ご縁のある方と一緒にヨーガをやりながら、大切な時間をゆっくり生きてゆこうと思っています。

「生きること、死ぬこと」を、師のおかげで、ヨーガ禅を通してわからせていただき、ありがたい思いです。

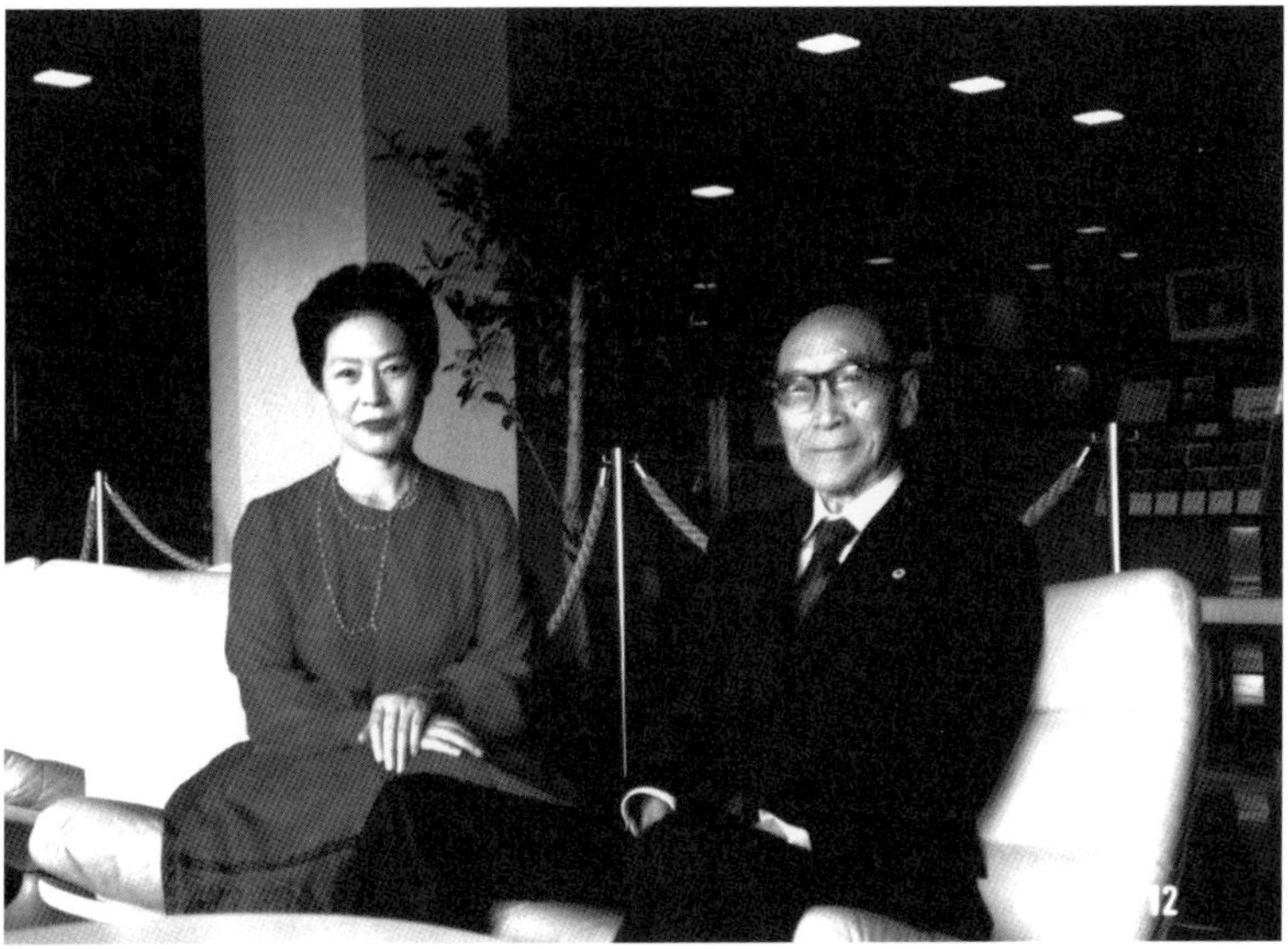

佐保田先生とともに（昭和 55 年 撮影）

うつくしい体位

四條秀子

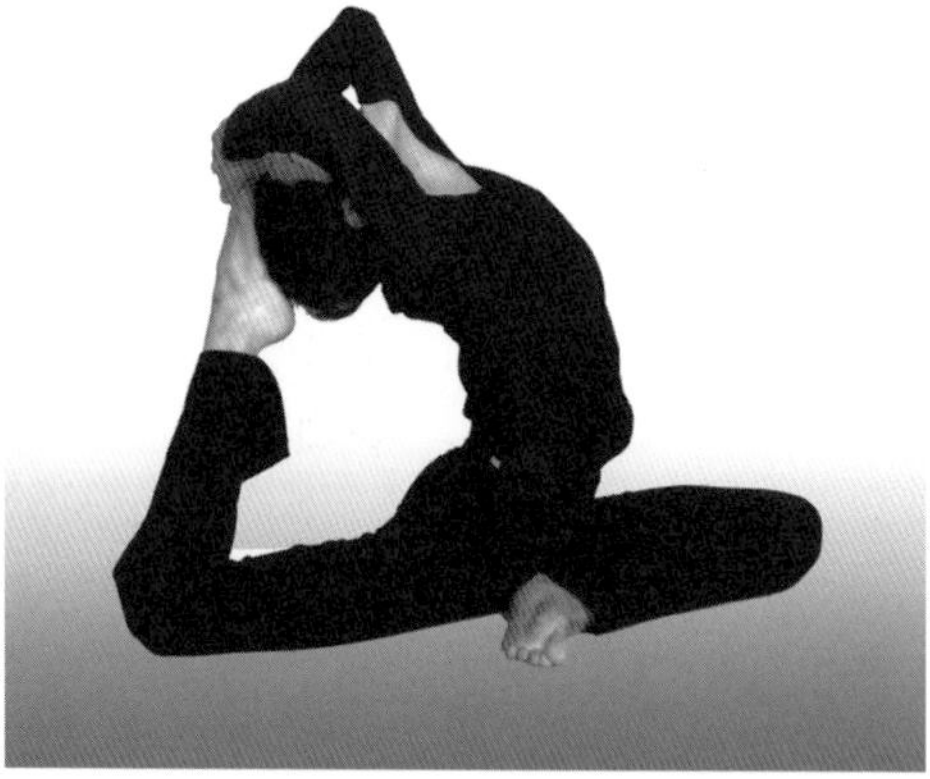

鳩の体位（エーカ・パーダ・ラージャ・カポータ・アーサナ）

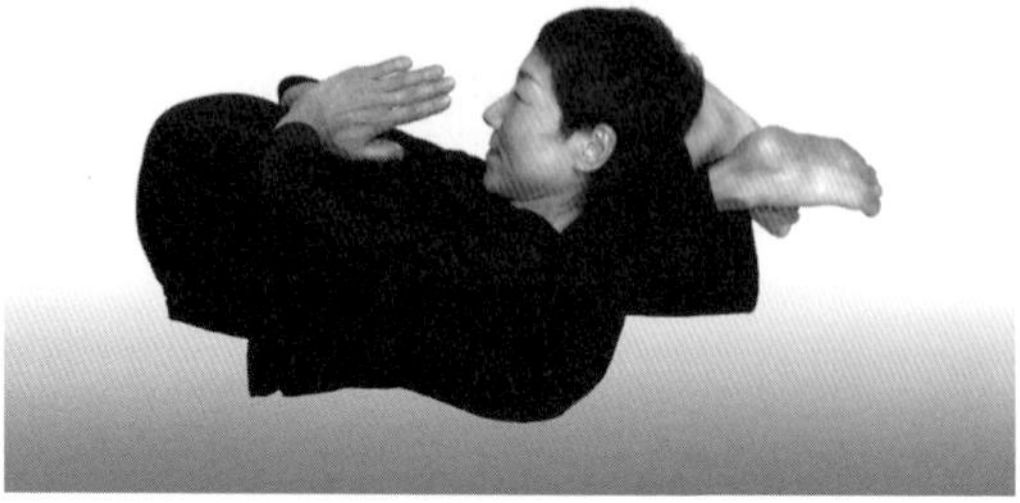

眠りの体位（ニドラー・アーサナ）

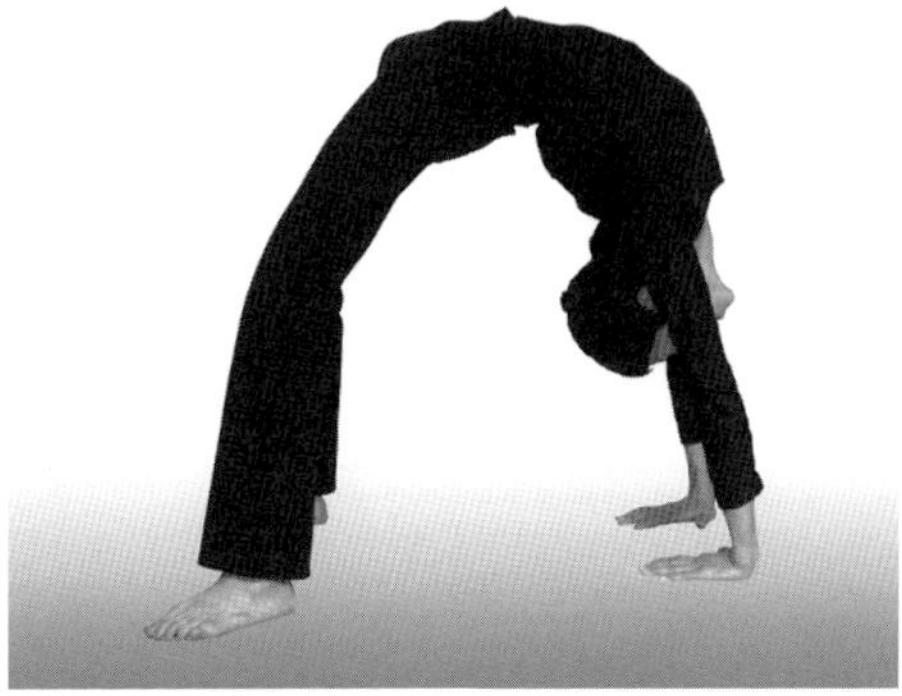

チャクラの体位（チャクラ・アーサナ）

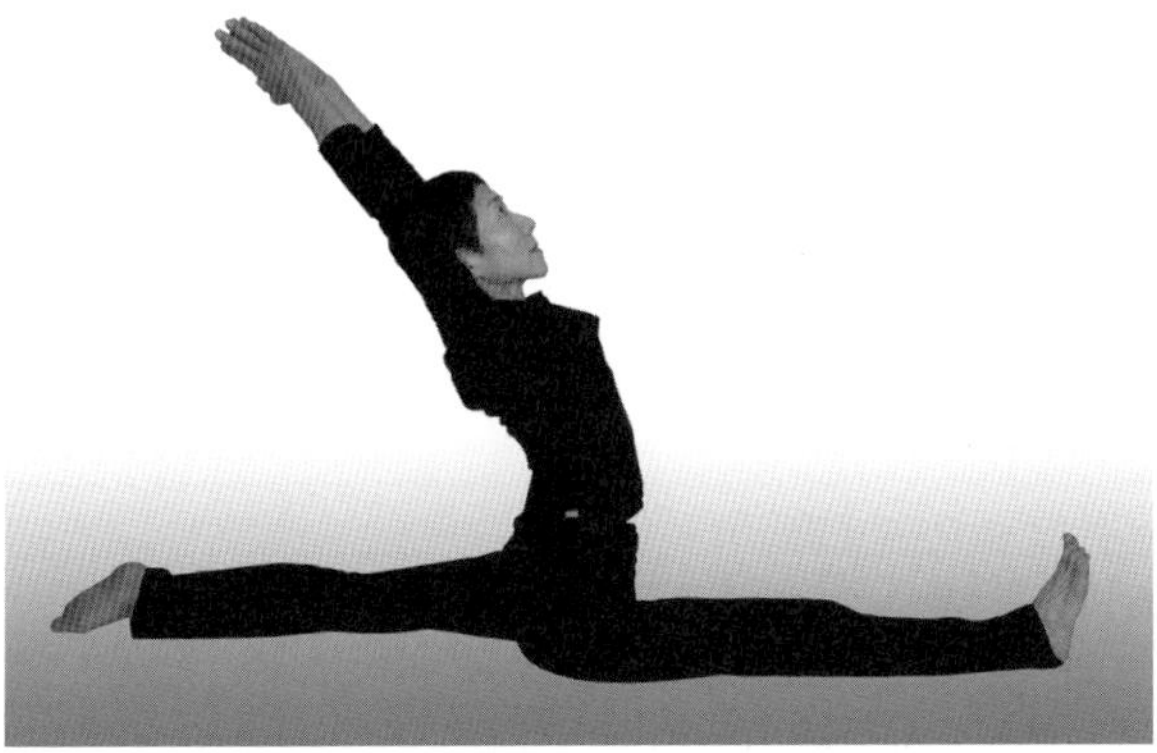

猿王の体位（ハヌマーン・アーサナ）

四條秀子（しじょう　ひでこ）

1950 年、新潟市生まれ。1988 年、長女の病をきっかけに埼玉ヨーガ禅道友会に入会。1990 年、日本ヨーガ禅道友会会員となり、2000 年に教師の認定を受ける。現在、さいたま市、上尾市各教室にてヨーガ禅の指導を行う。

うつくしい体位

小島忠司

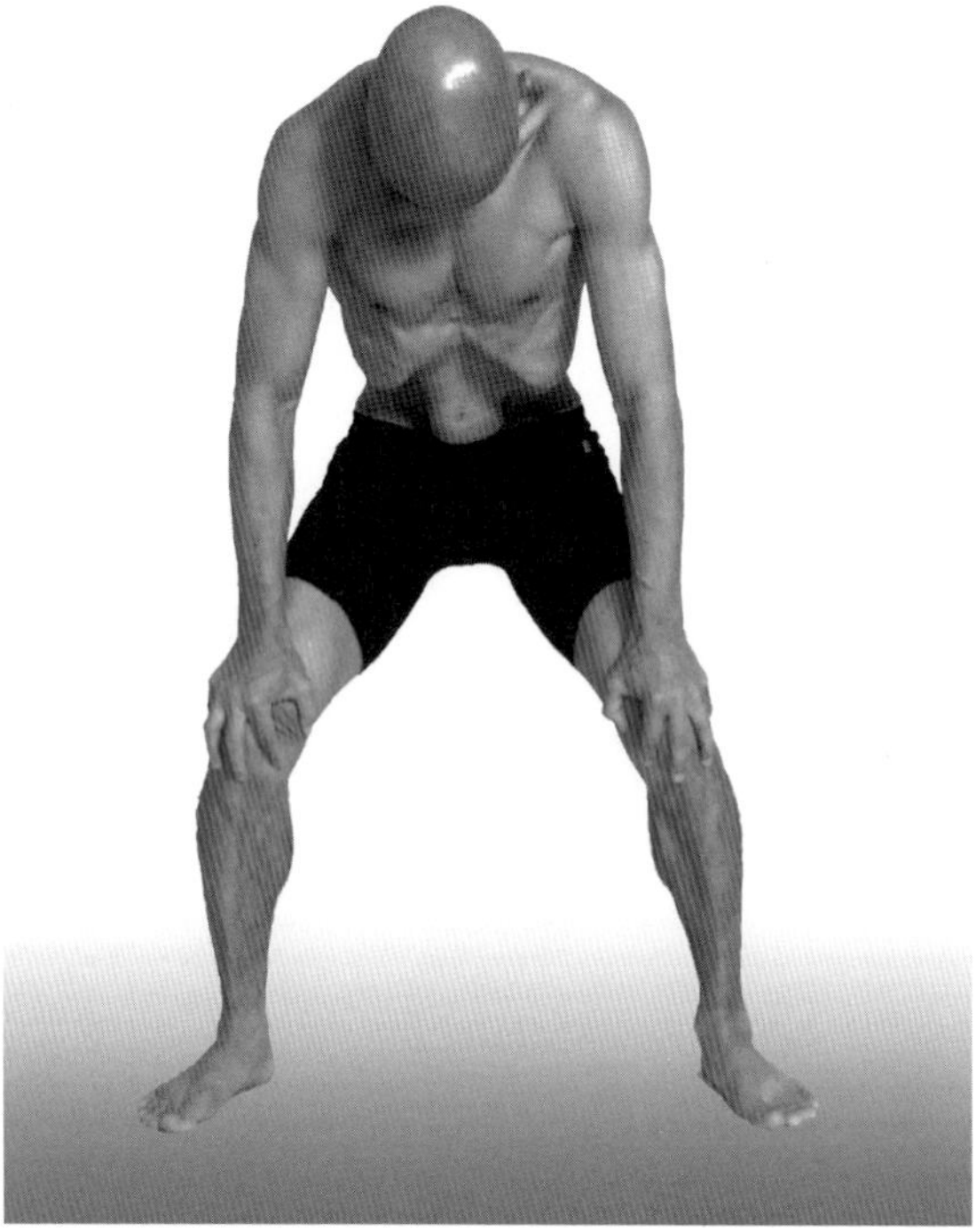

中央のナウリ（腹直筋を中央に立てる）

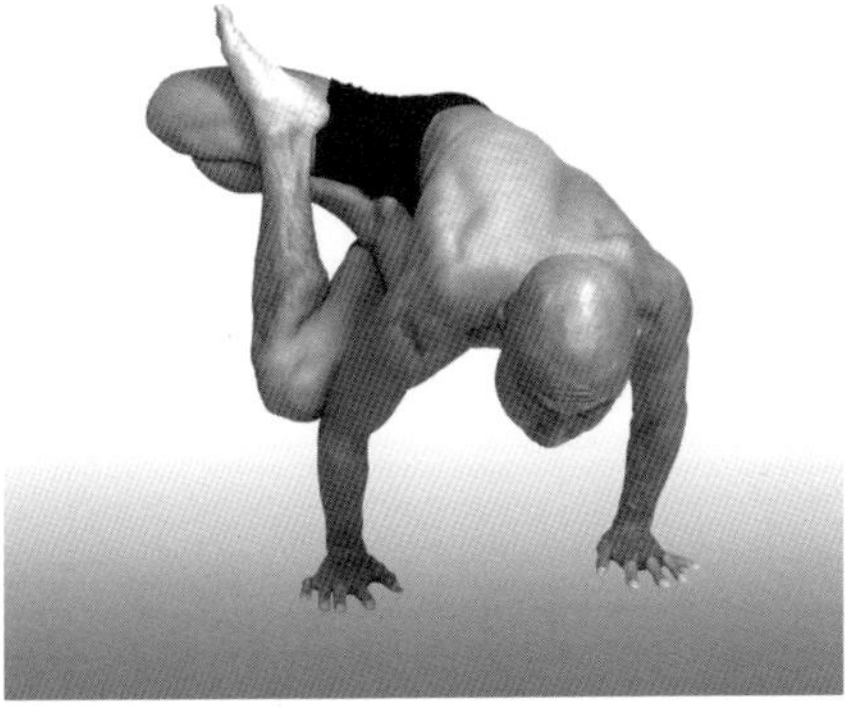

雄鶏の体位の変化形

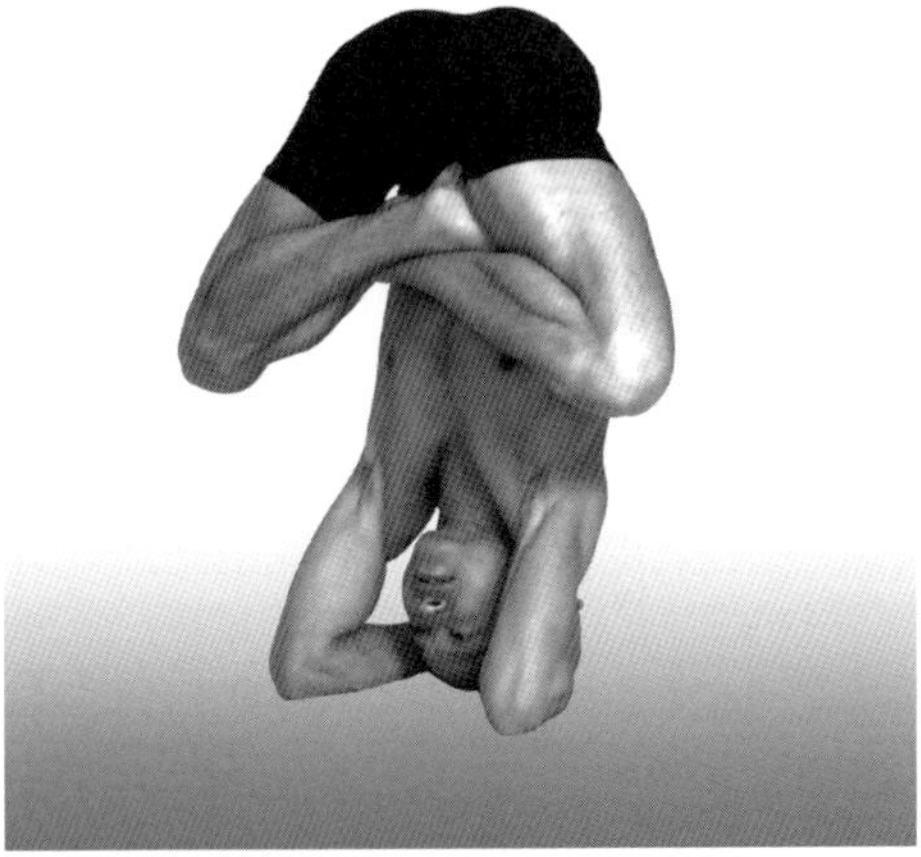

頭立ちの体位で蓮華座を下ろす

小島忠司（こじま ただし）

1970 年生まれ。モーターサイクルレーサー、実践空手指導員を経て、1998 年フリーダイビングのワールドカップ日本代表となり、2000 年のブルー・オリンピック参加直前にオートバイ事故に遭遇。脳挫傷、背骨骨折、左半身麻痺、知能障害等を負い、再起不能と医者に見放された後、プラーナーヤーマ、瞑想、アーサナを行い、４年後に社会復帰を果たす。現在、ヨーガ、原始仏教、大乗仏教を通じて真理をみつめながら国内外を放浪、各地でヨーガの指導を行う。

あとがき

人生の半分をヨーガと共に生きてもうすぐ八十九歳を迎えます。過去は思案に余ることもいろいろとありましたが、ふり返ってみると、みな美しくありがたい思いにつつまれています。このたび、めるくまーる様から『図説 しあわせヨーガ』を出版させていただくことができ、望外のよろこびです。

『図説 しあわせヨーガ』は私の人生の集大成です。四十代半ばからヨーガを始め、高齢になってみないとわからない体と心のあり方を、自分を実験台にして現してみました。

ヨーガは若い人や、元気な時だけではなく、むしろ老年期を健康に生きてゆく行法として大変よいのです。

私にヨーガがなかったならば、若い頃大怪我をした後遺症が再発し、今頃は痛みに耐え不自由な生活をしていたと思います。考えただけでゾッとします。

誰でも懸命に生きてきて、最後は穏やかな安らぎの境地に至り、生きてきてよかったと、ハッピーエンドにしたいのです。それにはヨーガが一番です。やさしい体操に呼吸をともなわせ、瞑想をとり入れながら行うので高齢者に向いています。家で一人で行い、元手もかかりません。

私は四十代から六十歳頃は、体の動きもよいのでアクロバット的な難しいアーサナを得意になって行った時期がありました。ある時、佐保田鶴治先生から「それは趣味として行うのはよいでしょう。健康と心を整えるにはやさしい動きに四原則をつけて行えばよいのです」と教えられました。今、高齢になって師のお言葉がよくわかります。

五～六年前から、どなたでもできるやさしい動き（柔軟体操）を教室の皆様におすすめしたところ、体がすっきりして気持ちがよいと好評でした。日頃のヨーガとして行じてゆけば体の奥深く効果が浸透し、ついには難しいアーサナに道は通じているのです。その間に体は創られてゆくのです。

めるくまーる様から、今回の本の中で、ぜひこの体操を紹介してほしいとのご要望があり、イラストレーターの竹村未央さんが可愛らしいイラストを描いてくださいました。見ているとほほえましくなって、初心者・高齢者の方にも、「これなら私でもできるわ、やってみよう」という思いが湧いてくるのではないでしょうか。

長年ヨーガ禅を行じ深めていらっしゃる森忠幸先生には、対談で貴重なご意見を聞かせていただき、また、ヨーガ禅の本質をわかりやすく「ヨーガの基礎知識」として記してくださり、内容が一層深まりました。長い間の森先生とのありがたいご縁に感謝です。

小島忠司さん、四條秀子さんが美しいアーサナで花を添えてくださいました。

私は老化が入ってきているので体位法の写真は遠慮したく思いましたが、一部の方のおすすめもあって、昨年満八十八歳になった記念に、フジ・フォルムの角田博史に撮影をしてもらいました。美しいポーズはできませんが、高齢になっても元気で動けることをわかっていただければ幸いです。

ヨーガの古くからの友人である金子喜久枝様、田村喜久恵様にもお世話になりました。最後になりましたが、わかりやすく役に立つ本を、そうしていつまでも残る本にしたいと、様々な助言を与えてくださったためるくまーるの梶原正弘様、また、埼玉ヨーガ禅道友会でヨーガをご一緒しながら編集作業に携わってくださった岡田千香子様に心より感謝申し上げます。お二人のお力添えがあり、皆様の思いが一つになって一冊の本になりました。

こうして多くの方々のおかげで、風薫る美しい新緑の季節にできました。
心から厚くお礼申し上げます。
私があちらへ旅立つ時、恩師佐保田鶴治先生へのお土産ができて、心底うれしいです。
ありがとうございました。

合掌

平成二十六年五月吉日

角田照子

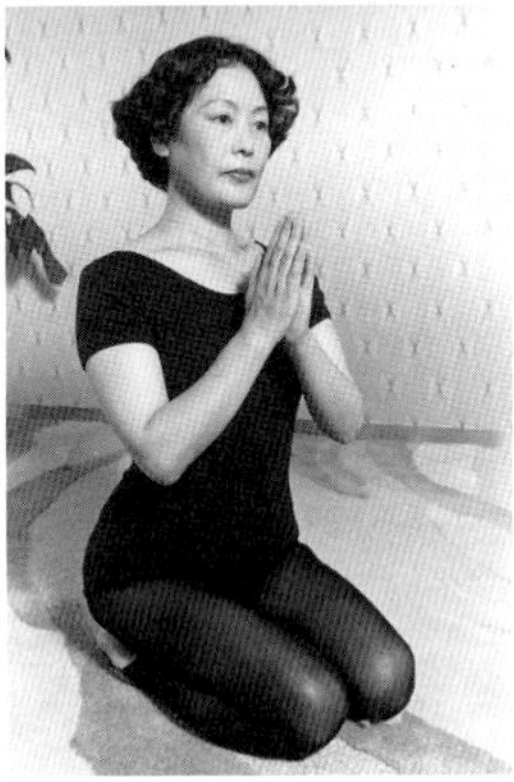

参考文献

佐保田鶴治著『ヨーガのすすめ』ベースボールマガジン社、１９６７年
佐保田鶴治著『ヨーガ入門』池田書店、１９７５年
佐保田鶴治著『ヨーガ根本教典』平河出版社、１９７３年
佐保田鶴治著『続・ヨーガ根本教典』平河出版社、１９７８年
佐保田鶴治著『解説ヨーガ・スートラ』恒文社、１９６６年
佐保田鶴治著『ヨーガの宗教理念』平河出版社、１９７６年
佐保田鶴治著『八十八歳を生きる ヨーガとともに』人文書院、１９８６年
佐保田鶴治著『ヨーガ禅道話』人文書院、１９８２年
佐保田鶴治著『続ヨーガ禅道話』人文書院、１９８３年
番場一雄著『ヨーガのすべて』平河出版社、１９８２年
ペール・ウィンター著『ヨーガ教室』エレック・カルチャーセンター、１９７６年
B・S・K・アイアンガー著 沖正弘訳『ハタヨガの真髄』白揚社、１９６６年
前田行貴著『インドへの道 佛跡巡礼』蓮河社、１９８９年
前田行貴著『瞑想のヨーガ』蓮河社、１９９１年
前田行貴著『釈尊の食法とウポワズ』蓮河社、１９９１年

著者略歴

角田照子（つのだ てるこ）

1925（大正14）年、北海道帯広市生まれ。
1973年、大阪大学名誉教授・日本ヨーガ禅道友会会長の佐保田鶴治氏と出会い、15年間「ヨーガ禅」を学ぶ。1977年から2013年まで「東信ヨーガ禅教室」のヨーガ講師をつとめる。1978年、浦和市（現さいたま市浦和区）に「埼玉ヨーガ禅道友会」を創立、ヨーガの指導を行い、多くの弟子を育て、「ヨーガ禅」の普及につとめる。現在、埼玉ヨーガ禅道友会会長、日本ヨーガ禅道友会教師、しあわせヨーガ板橋主宰（http://shiawase-yoga.com/）。

図説 しあわせヨーガ　健やかに美しく齢を重ねるために

2014年7月1日　初版第1刷発行

著　者　角田照子
写　真　角田博史
イラスト　竹村未央
編　集　岡田千香子
発行者　梶原正弘
発行所　株式会社めるくまーる
〒101-0051　東京都千代田区神田神保町1-11
Tel 03-3518-2003　URL http://www.merkmal.biz/
印刷／製本　ベクトル印刷株式会社
デザイン　江森恵子（クリエイティブ・コンセプト）

ISBN978-4-8397-0158-1 Printed in Japan